经络穴位疏通

的

从头到脚

许卓 主编

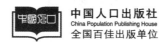
中国人口出版社
China Population Publishing House
全国百佳出版单位

图书在版编目（CIP）数据

从头到脚的经络穴位疏通 / 许卓主编. -- 北京：
中国人口出版社，2022.8

ISBN 978-7-5101-8674-5

I.①从… Ⅱ.①许… Ⅲ.①穴位按压疗法 Ⅳ.
①R245.9

中国版本图书馆CIP数据核字（2022）第 193170 号

从头到脚的经络穴位疏通
CONGTOUDAOJIAO DE JINGLUO XUEWEI SHUTONG
许 卓 主编

责 任 编 辑	魏志国	
装 帧 设 计	张佩战	
责 任 印 制	林 鑫　王艳如	
出 版 发 行	中国人口出版社	
印　　　刷	天津文林印务有限公司	
开　　　本	710 毫米 × 1 000 毫米　1/16	
印　　　张	17	
字　　　数	240 千字	
版　　　次	2022 年 8 月第 1 版	
印　　　次	2022 年 8 月第 1 次印刷	
书　　　号	ISBN 978-7-5101-8674-5	
定　　　价	49.00 元	

电 子 信 箱	rkcbs@126.com
总 编 室 电 话	（010）83519392
发 行 部 电 话	（010）83510481
传　　　真	（010）83538190
地　　　址	北京市西城区广安门南街 80 号中加大厦
邮 政 编 码	100054

本书编委会

主　编　许　卓

编　委　许　卓　辛　凯　王跃瑾　赵丙果

　　　　戴晓兴　徐嘉鸿

随着社会的进步、经济的发展以及物质生活水平的提高，现代人越来越关注身体的健康，身体保健意识也在逐步增强。而现代生活节奏大大加快，社会竞争加剧，使得人们每天都在从事着繁忙、快捷、超负荷的工作。常年的精神紧张和沉重的压力，也使得相当一部分人的身体健康状况不容乐观，高血压、失眠症、颈椎病等都呈现出明显的上升趋势。忙碌的人们正在透支着自己的健康，因此如何在现代社会的生活节奏下缓解身体病痛、保持自己的身体健康，进而寻找良好的养生方法是当今人们所关心的一个重大问题。

其实，维护身体健康的良方就在每个人的身上，那就是经络和穴位。经络和穴位是人体的随身药囊，是养生、治病的捷径。

经络系统是运行全身气血、联络脏腑肢节，沟通上下内外的通路。而穴位是人体脏腑组织气血输注于体表的部位，它与脏腑、经络有着密切的关系。它可以反映病征，协助诊断和接受各种刺激，从而达到防治疾病的目的。

全书着眼于为读者介绍简单实用的保健和养生之法，精心编排了经络穴位按摩的技巧以及常见病症的对症按摩治疗方法，并配有相应的图示和要点说明，让读者对于经络穴位按摩的基本操作一目了然，方便读者将自我保健法运用到日常生活中。

全书分为六个章节，分别讲解了经络穴位疏通调理的理论基础，即反射区疗法、人体的经络穴位、经络穴位疏通的神奇功效，将复杂难懂的经络学说以简明扼要、清晰易懂的方式呈现给读者。第一章讲解了人体的经络及穴位、经络疏通能够达到的效果。第二章讲解了常见的疏通经络手法、如何准确找到穴位、日常疏通经络必备的器具以及疏通经络中要注意的事项。第三章特别讲解了在穴位疏通中非常重要的15个特效穴位，每一个穴位的讲解详细生动、操作简单。在第四章则针对现代人常见的各种疾病，给出了相应的穴位疏通治疗方法以及疗愈良方，从两个方面告诉读者怎么克服和缓解疾病。最后，第五章和第六章还从美容和塑身的角度，结合穴位疏通调理为广大爱美的读者带来良方。

本书内容丰富、讲解全面、方法实用并配以详细的经络疏通方法图，方便读者操作，并且一看就懂、一学就会，轻轻松松保健养生。

如果你有困扰多年的疾病或者想改善自己的身体状况，那么现在就来学一学、按一按吧！了解和熟悉了这些经络穴位知识，学会了经络穴位疏通方法，就可以轻松做自己的保健医生了。

希望读者朋友们赶快加入到经络保健的队伍中来，去感受它给你的身体带来的神奇效果。

由于时间紧迫，而且编者的水平有限，书中有错误或者不当之处在所难免，希望读者朋友们批评指正。

主编 许卓

2022年10月

目 录

第四章
从头到脚，对症经络疏通

第五章
脸部美容

第六章
塑身减肥

第一章

揭开经络穴位的神秘面纱

· 反射区疗法
· 人体的经络及穴位
· 经络疏通的效果到底有多神奇

反射区疗法

有这样一种现象：有时即使你没有受伤也会感到肌肉酸痛，甚至在有心理压力时，身体也会感到疼痛。这是为什么呢？中医将其解释为：气血的运行受到阻碍，或者气血凝滞了，不通则痛。简单来说，所谓经络，就是"气血运行的通路"。我们全身共有十二经络和奇经八脉，而每条经络上都有若干个穴位。

穴位按摩是指在身体某一部位出现不适时，通过刺激与其相关的穴位，调节这一部位的气血运行的治疗手段。其基本原理是：不直接触碰不适部位，而是疏通与之相关的穴位，产生刺激，并通过经络传递给脏腑，从而调节相应脏腑和器官的功能，缓解疼痛，最终使症状好转。

人体各器官和部位在手部、脚底、耳部都有着相对应的区域，可以反映相应脏腑器官的生理、病理信息，这就是所谓的反射区。反射区排列是有规律的，基本与人体大体解剖部位相一致，是按人体部位的实际位置上下、左右、前后顺序精确排列的。运用按摩手法刺激这些反射区，医学上称之为"反射区疗法"。

反射区疗法主要是采取按压、叩痧、推揉等手法，对反射区进行刺激，以调整人体阴阳平衡，从而达到促进健康、调治疾病的目的。需要强调的是，刺激的强弱程度要因人而异。对于有虚证、年龄偏大、体质弱者，一般要用弱刺激，用力轻、时间长；而对于有实证、年龄较轻、体质强者，则要用强刺激，用力重、时间短。无论哪一种刺激，都要求手法熟练、柔和，用力持久、均匀。相对来说，这是一种简便易行、效果显著、无不良反应的自我保健方法。

人体的经络及穴位

　　人体除了脏腑外，还有许多经络，其中主要有十二经络和奇经八脉。每一经络又与内在脏腑相连属，人体通过这些经络把内外各部组织器官联系起来，构成一个整体。经络是人体通内达外的一个联络系统，体外之邪可以循经络内传脏腑，脏腑病变亦可循经络反映到体表，具有反映病候的特点。不同经络的病变可以引发不同的症状，如在有些疾病的病理过程中，常可在经络循行通路上出现明显的压痛，或结节、条索等反应物。通过循经触摸反应物和按压等，可推断疾病的病理状况。

人体的十二经络和奇经八脉

十二经络包括

手三阴经：从胸沿臂内侧走向手；

手三阳经：从手沿臂外侧走向头；

足三阴经：从足沿腿内侧走向腹；

足三阳经：从腹沿腿外侧走向足。

奇经八脉包括

任脉、督脉、冲脉、带脉、阴跷脉、阳跷脉、阴维脉、阳维脉。

　　穴位是遍布人体周身的重要节点，多为神经末梢密集或较粗的神经纤维经过的地方，在祖国博大精深的中医学理论中，穴位是针灸、叩痧、按摩、拔罐等疗法的施术部位。穴位具有"按之快然""祛病迅速"的神奇功效。

人体穴位非常多，如头颈部有百会穴、太阳穴、人中穴、风池穴等，胸腹部有膻中穴、气海穴、关元穴等，背腰骶部有肺俞穴、心俞穴、肾俞穴等，上下肢则分布有足三里穴、三阴交穴等。

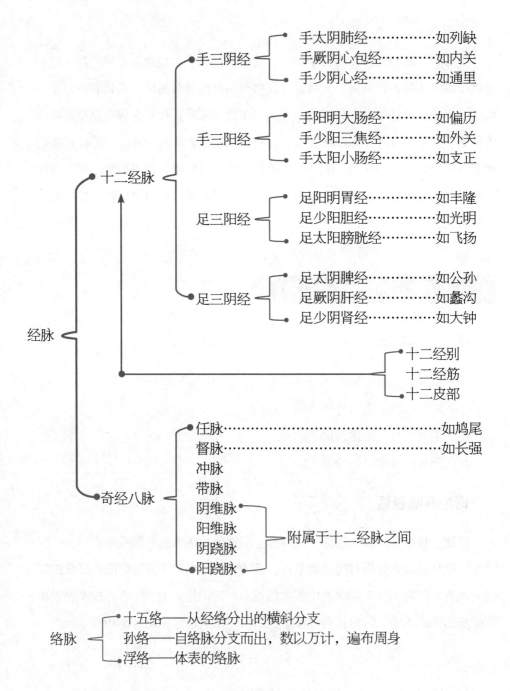

经脉
　十二经脉
　　手三阴经
　　　手太阴肺经…………如列缺
　　　手厥阴心包经………如内关
　　　手少阴心经…………如通里
　　手三阳经
　　　手阳明大肠经………如偏历
　　　手少阳三焦经………如外关
　　　手太阳小肠经………如支正
　　足三阳经
　　　足阳明胃经…………如丰隆
　　　足少阳胆经…………如光明
　　　足太阳膀胱经………如飞扬
　　足三阴经
　　　足太阴脾经…………如公孙
　　　足厥阴肝经…………如蠡沟
　　　足少阴肾经…………如大钟
　　十二经别
　　十二经筋
　　十二皮部
　奇经八脉
　　任脉……………………………如鸠尾
　　督脉……………………………如长强
　　冲脉
　　带脉
　　阴维脉
　　阳维脉
　　阴跷脉
　　阳跷脉
　　附属于十二经脉之间

络脉
　十五络——从经络分出的横斜分支
　孙络——自络脉分支而出，数以万计，遍布周身
　浮络——体表的络脉

经络疏通的效果到底有多神奇

经络疏通是通过刺激机体或体表的穴位，借助于经络的作用，进而疏通气血、平衡阴阳、以外达内，起到协调身体各部分功能的统一，保持机体阴阳相对平衡的作用，以增强机体的自然抗病能力，从而获得防病、治病、养生的效果。

●心血管疾病的克星

现代医学认为，通过各种经络疏通方法的机械刺激在人体体表转化成热能，使局部组织的温度得以升高，促使毛细血管扩张，减低血液黏滞性，降低周围血管阻力，减轻心脏负担，改善血液和淋巴循环，防治心血管疾病。

●肌肉疲劳和疼痛的缓解

肌肉纠结通常是指肌肉收缩变得僵硬并引发疼痛的症状。疏通经络的作用就是对这些纠结的肌肉施加外力，使原本收缩、僵硬的肌肉松弛下来。它不仅能疏通滞留在某一处的气血，同时还能缓解肌肉硬化、提高活动能力。所以，从比较轻微的肩膀酸痛到较为严重的神经痛、椎间盘突出等症，都可以通过疏通经络得到治疗。

●减轻压力，提高免疫力

疏通经络可以放松身体、安定神经，是治疗头痛、失眠、抑郁症、无力症等病症的妙方。特别是睡前进行疏通经络能够很好地消除压力。疏通经络还可以清扫体内的各个"角落"，排出毒素，使身体变得健康、轻盈。毒素的清除与气血的良好循环能够使人体的免疫功能得到提高。

第一章 揭开经络穴位的神秘面纱 《《《

●消除浮肿，调理身体

疏通经络还具有改善因水分滞留而形成的浮肿以及身体失调等功能。比如，有时早上醒来，会发现脸部有浮肿，这时，按压颈侧部的天突穴就能轻松缓解；如果出现肚子胀的问题，揉按肚脐旁边的大横穴可以很快缓解；对于因内脏功能降低而引起的便秘，可以长时间持续按压大横穴。

了解了以上种种功效，您还要知道一点，那就是经络穴位疏通需要一个过程，只要您打开了这扇通往健康的大门并将健康事业进行到底，您会看到疏通经络的效果！

第二章

一学就会的经络养生法

·常见的疏通经络手法　　·如何准确找到穴位

·日常疏通经络必备器具　·疏通经络必须注意的几点

常见的疏通经络手法

按 摩

按摩亦称推拿，指通过身体接触，对皮肤下的肌肉进行挤压或拉伸的行为，以疏通经络，滑利关节，促使气血运行，调整脏腑功能，增强人体抗病能力，从而达到治愈病痛的目的。

保健按摩是指医者运用按摩手法，在人体的适当部位进行操作所产生的刺激信息，通过反射方式对人体的神经体液调整功能施以影响，从而达到消除疲劳，调节体内环境的变化，增强体质，健美防衰的目的。

运用手、指的技巧，在人体皮肤、肌肉组织上连续动作来治病，这种方法，叫作按摩疗法。

按 法

下表是最常用的按摩手法，动作简单、易学。

按摩法	使用部位	说明	适用部位
指按法	手指	以大拇指指腹在穴位或局部做定点穴位按压	适用于全身
掌按法	手掌	利用手掌根部、手指合并或双手交叉重叠的方式，针对定点穴位进行自上向下的按摩	适用于面积较大且平坦的部位，如腰背及腹部
肘压法	手肘	将手肘弯曲，利用肘端针对定点穴位施力按压	由于较刺激，适用于体形较胖、感觉神经较迟钝者以及肌肉丰厚的部位，如臀部和腿部

摩　法

下表是按摩手法中最轻柔的一种，力道仅仅限于皮肤以及皮下。

按摩法	使用部位	说明	适用部位
指摩法	手指	利用食指、中指和无名指等指腹进行轻柔按摩	适用于胸部和腹部
掌摩法	手掌	利用手掌掌面或根部进行轻柔按摩	适用于脸部、胸部和腿部

推　法

用指、掌或其他部位着力于人体一定部位或穴位上，做前后、上下、左右的直线或弧线推进的手法。

按摩法	使用部位	说明	适用部位
指推法	手指	用大拇指指腹以及侧面在穴位或局部做直线推进，其余四指辅助	适用于范围小的酸痛部位，如肩膀、腰以及四肢
掌推法	手掌	利用手掌根部或手指按摩。面积较大或要加强效果时，可用双手交叉重叠的方式推压	适用于面积较大的部位，如腰背和胸腹部
肘推法	手肘	将手肘弯曲，并利用肘端施力推进	由于较刺激，适用于体形较胖者以及肌肉丰厚之处，如臀部和腿部

捏拿法

以大拇指和其他手指的指端，像是要抓起东西的样子，稍用力提起肌肉，这是拿法；捏法是用拇指和食指把皮肤和肌肉捏起来。

按摩法	使用部位	说明	适用部位
捏拿法	手指	用大拇指、食指和中指的力量，在特定部位及穴位上，以捏掐及提拿的方式施力。力道要柔和，由轻而重再由重而轻	常用在颈部和肩部以及四肢

叩痧法

叩痧，是中国古老保健强身方法之一，所谓"痧"即"血滞"，亦即是人体血管中血瘀或血块所集结形成不流通物，阻塞血液养分输送，造成循环不良，导致人体发生疾病，如全身酸痛、酸麻、疼痛，严重时还会发生高血脂、高血压、肥胖、血管病变等各式各样慢性疾病。

叩痧的方法，用叩痧工具（叩痧拍）叩击拍打的方式疏通经络，除了太阳穴、乳头神阙和双肾位置不宜拍打外，身体的任何地方都适合用叩痧工具叩痧。

特别是对身体上的重要经络穴位，还有经络淤堵的部位进行叩击拍打，直至痧出来，使经络畅通的方法，就是叩痧疗法。

1. 工具法

使用工具（叩痧拍）叩击拍打，使局部血液循环加快，提高免疫力，强身健体。

2. 手掌法

使用手掌叩痧，掌心对穴位叩击拍打，改善血液循环。

如何准确找到穴位

手指度量法

中医里有"同身寸"一说，就是用自己的手指作为度量穴位的尺度。人有高矮胖瘦，骨节自有长短不同，虽然两人同时各测得1寸长度，但实际距离却是不同的。

1寸

大拇指横宽，1.5～2厘米。

1.5寸

食指和中指2指指幅横宽，2～3厘米。

2寸

食指、中指和无名指3指指幅横宽，约6厘米。

3寸

食指到小指4指指幅横宽，约7厘米。

标志参照法

固定标志：如眉毛、脚踝、指（趾）甲、乳头、肚脐等，都是常见判别穴位的标志。比如，印堂穴在双眉的正中央，膻中穴在左、右乳头中间的凹陷处。

动作标志：必须采取相应的动作姿势才能出现的标志，如张口取耳屏前凹陷处即为听宫穴。

身体度量法

利用身体部位以及线条作简单的参考度量，也是找准穴位的一个好方法。

8寸

约为两乳头的间距。

6寸

约从心窝到肚脐的距离。

5寸

约从肚脐到耻骨的距离。

手找穴位法

触摸法：以大拇指指腹或其他四指手掌触摸皮肤，如果感觉到皮肤有粗糙感，或是有尖刺般的疼痛感，或是有硬结，那可能就是穴位之所在。如此可以观察皮肤表面的反应。

抓捏法：以食指和大拇指轻捏感觉异常的皮肤部位，前后揉一揉，当揉到经穴部位时，会感觉特别疼痛，而且身体会自然地抽动，并想逃避。如此可以观察皮下组织的反应。

按压法：用指腹轻压皮肤，画小圈揉揉看。对于在抓捏皮肤时感到疼痛以致想逃避的部位，再以按压法确认看看。如果指头碰到有点状、条状的硬结就可确定是经穴的所在位置。

日常疏通经络必备器具

笔

使用部位：适合面积较小的穴位，如掌部和脚底反射区。

使用方法：直接在穴位上按摩。

功效：方便随时取用，定点按压疗效好。

注意事项：笔盖的形状较多，最好选用圆滑的，太尖容易刺伤皮肤，而且要轻轻刺激，力道不能太重。

数把牙签

使用部位：对于脚皮较厚或是角质化的部位定点操作效果最佳。

使用方法：将20～30根牙签用橡皮筋绑住来轻敲穴位或反射区。

功效：方便随时取用，对硬皮组织可进行较深入的刺激。

注意事项：要避免尖锐端对皮肤造成伤害。

梳子

使用部位：肌肉比较厚的部位，如腰部、大腿、臀部和脚底穴位。

使用方法：方便随时取用。

注意事项：最好是选择前端有一粒一粒小圆球的梳子，可用来拍打身体，让肌肉局部放松，改善血液循环。

吹风机

使用部位：肩颈部或脚底。

使用方法：将吹风机风口对准穴位或反射区，直到产生灼热感再移开，反复进行。

功效：可不费力地促进局部血液循环。

注意事项：避免吹强风或靠身体太近，因吹风机所产生的电磁波会影响人体，小孩不宜。

饮料瓶

使用部位：脚底。

使用方法：坐着让脚底踩在圆柱形饮料瓶上来回滚动，滚动时可以调整角度以刺激不同的反射区。

功效：方便按摩脚底各反射区，对于脚底肌肉的锻炼有很好的效果。

注意事项：滚动的速度要慢，并视个人可承受的力道用力，不可使用玻璃饮料瓶，以避免其破裂造成身体伤害。

毛巾

使用部位：肩颈部和背部。

使用方法：将毛巾在热水中浸泡后拧干，敷在穴位上，或是以粗毛巾干擦背部。

功效：可促进血液循环，浸热水后可发挥热敷的功效。

注意事项：按摩、叩痧等任何方法疏通经络之后忌生冷寒凉，3小时后用温水洗浴，特殊部位等不宜叩痧，应注意毛巾不可过热，以免烫伤皮肤。

叩痧拍

使用部位：全身经络。

使用方法：对经络瘀堵位置或酸麻胀痛位置进行叩痧，力度由轻到重，能承受为宜。

功效：疏通经络，畅通气血，改善周身血液循环，增强免疫力，强身健体。

疏通经络必须注意的几点

疏通经络前

1. 清洁手部：按摩前宜先洗净双手，剪短指甲，拿下戒指，避免伤及肌肤。

2. 搓热手掌：按摩前最好搓热双手，可提高疗效。

疏通经络中

1. 姿势适当：尽量采取最舒适的姿势，可减少因姿势不良所引起的酸麻反应。

2. 力道平稳：力道不宜忽快忽慢，宜平稳、缓慢进行。

疏通经络后

1. 记得喝水：按摩完后可喝500毫升的温开水，有促进新陈代谢以及排毒的疗效。

2. 避免浸泡冷水：不宜立刻用冷水洗手、洗脚，而要用温水将手、脚洗净，且双脚要注意保暖。

第三章

疏通经络不可不知的
15个特效穴位

· 风池穴   · 攒竹穴   · 迎香穴   · 百会穴

· 天宗穴   · 关元穴   · 内关穴   · 鱼际穴

· 中渚穴   · 长强穴   · 委中穴   · 足三里穴

· 三阴交穴 · 内庭穴   · 涌泉穴

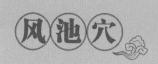

主治：

感冒　头痛　头晕　中风

部位：

属足胆经经脉的穴道，位于人体的后颈部，后头骨下，两条大筋外缘陷窝中，大概与耳垂齐平。

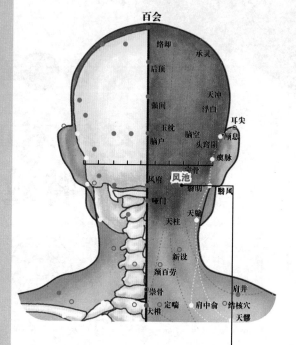

风池穴位于后颈部，后头骨下，两条大筋外缘陷窝中，相当于与耳垂齐平。

【功效】

（1）疏通这个穴位，具有醒脑明目、快速止痛、保健调理的功效；

（2）长期疏通这个穴位，对感冒、头痛、头晕、中风、热病、颈项强痛、眼病、鼻炎、耳鸣、耳聋、咽喉疾患、腰痛等疾患，具有很好的调理保健效能；

（3）每天坚持疏通这个穴位，对高血压、脑震荡、面肌痉挛和荨麻疹也具有治疗效果。

【按摩步骤】

（1）正坐，举臂抬肘，手肘大约与肩同高；

（2）屈肘向头，双手放在耳后，手掌心朝内，手指尖向上，四指轻轻扶住头（耳上）的两侧；

（3）用大拇指的指腹从下往上按揉穴位，有酸、胀、痛的感觉，重按时鼻腔还会有酸胀感；

（4）左右两穴位，每天早晚各按揉一次，每次按揉1～3分钟。

【叩痧步骤】

（1）正坐、低头；

（2）用叩痧拍轻轻叩此穴1～3分钟；

> 人体头部穴位较多，可以用木梳，或者是手指腹每天从前发迹向头顶轻轻梳理，这样能同时对头部穴位按摩，有助于全身放松。

（3）若有红、黑、紫、硬皮等痧症出现，则应继续叩至痧完全出透（再叩此位置不再出痧，即为叩透）；

（4）待痧症完全消退后方可再次叩痧。痧症颜色较深或面积较大，可以热敷加速代谢。

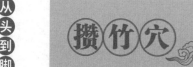

主治：

眼痛　头痛　结膜炎

部位：

属足膀胱经经脉上的穴道，在眉毛内侧端，眼眶骨上凹陷处。

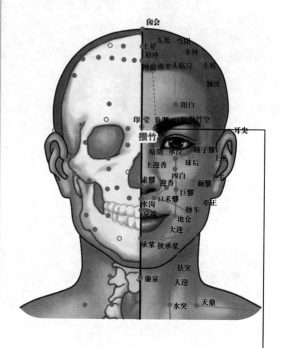

攒竹穴位于人体的面部，当眉头陷中，眶上切迹处即是。

【功效】

（1）此穴位对急慢性结膜炎、泪液过多、眼睑震颤、眼睛疼痛等病症都有明显的疗效；

（2）按摩此穴位，能够缓解视力不清、眼睛红肿等症状；

（3）长期按摩此穴位，对由风热、痰湿引起的脑昏头痛、眉棱骨痛等病症具有明显的调理和改善功效。

【按摩步骤】

（1）正坐，轻闭双眼，两手肘支撑在桌面上；

（2）双手的手指交叉，指尖向上，两个大拇指的指腹向上，由下往上向眉棱骨按压，轻按有痛、酸、胀的感觉；

（3）左右两穴位，每次各按压1～3分钟，也可以两侧穴位同时按压。

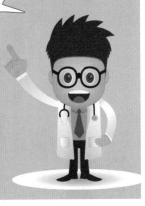

攒竹：攒，聚集也；竹，山林之竹也。该穴名意指膀胱经湿冷水气由此吸热上行。由本穴上行的水湿之气量小，如同捆扎聚集的竹竿小头一般，故名。在学生的眼保健操中，其中有一节就是指压按摩此穴，可见其保健效果非同一般。

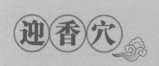

主治:

鼻炎　鼻出血

颜面神经麻痹

部位:

属手大肠经脉上的穴道，在鼻翼外缘中点旁，鼻唇沟中间。

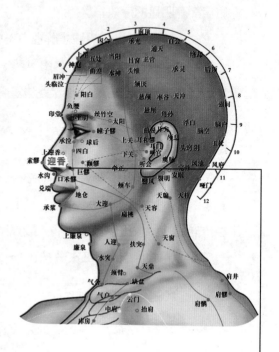

迎香穴位于人体的面部，在鼻翼旁开约1厘米处。

【功效】

（1）经常按压此穴位，能够治疗各种鼻症，如鼻腔闭塞、嗅觉减退、鼻疮、鼻内有息肉、鼻炎、鼻塞、鼻出血等；

（2）在中医临床中，还利用此穴位治疗面部神经麻痹或痉挛、面部痒肿、面部组织炎、喘息、唇肿痛等病症；

（3）配印堂穴、合谷穴，主治急慢性鼻炎；配四白穴、地仓穴能够治疗面部神经麻痹、面肌痉挛；配阳陵泉穴能够治疗胆道蛔虫病。

【按摩步骤】

（1）正坐或仰卧，双手轻握拳，食指伸直；

（2）用食指的指腹垂直按压穴位，有酸麻感；

（3）也可单手拇指与食指弯曲，直接垂直按压穴位；

（4）左右两穴位，每天早晚各按压一次，每次按压1~3分钟。

春天是呼吸道疾患的好发季节，做好这类疾病的预防工作十分必要。采用按摩迎香穴的方法，对很多呼吸道疾患有一定的预防作用。

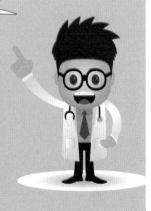

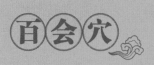

主治：

失眠　神经衰弱
中风失语　高血压

部位：

属督脉上的穴道，位于人体的头部，在头顶正中线与两耳尖端连线的交点处。

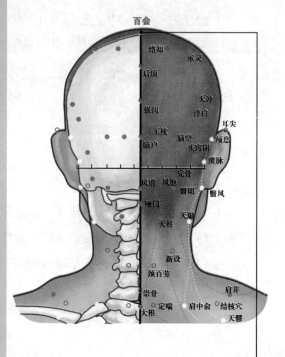

百会穴位于人体的头部，当前发际正中直上5寸，或两耳尖连线中点处。

【功效】

（1）疏通此穴位，有开窍宁神的作用，能够治疗失眠、神经衰弱；

（2）长期按压、拍打此穴位，有平肝息风的作用，能够治疗头痛、眩晕、休克、高血压、中风失语、脑贫血、鼻孔闭塞等疾患；

（3）长期按压、拍打此穴位，还有升阳固脱的作用，能够治疗脱肛、子宫脱垂等疾患。

【按摩步骤】

（1）正坐，举起双手，张开虎口，大拇指的指尖碰触耳尖，手掌心向头，四指朝上；

（2）双手的中指在头顶正中相碰触；

（3）先将左手的中指按压在穴位上，再将右手的中指按在左手中指的指甲上；

（4）双手的中指交叠，同时向下用力按揉，有酸胀、刺痛的感觉；

（5）每次按揉1～3分钟。

【叩痧步骤】

（1）正坐；

（2）用掌心轻轻拍打此穴1～3分钟。

> 由于本穴处于人之头顶，在人的最高处，因此人体各经上传的阳气都交会于此，故名百会。

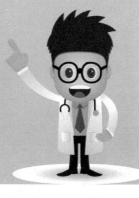

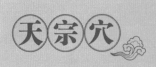

主治：

胸痛　肩膀痛
乳房痛

部位：

属于手小肠经经脉上的穴道，在肩胛骨冈下窝的中央，或肩胛冈中点下缘下1寸处。

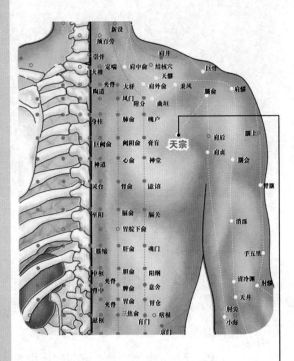

天宗穴位于肩胛骨冈下窝中央凹陷处，约肩胛冈下缘与肩胛下角之间的上1/3折点处。

【功效】

（1）按压叩痧此穴位，具有疏通肩部经络、活血理气的作用；

（2）此穴位，是治疗女性急性乳腺炎、乳腺增生的特效穴位。按摩此穴位，对于乳房疼痛、乳汁分泌不足、胸痛也有明显的疗效；

（3）按压叩痧此穴位，能够治疗肩胛疼痛、肩背部损伤、上肢不能举等局部疾病；

（4）长期叩击、拍打、按揉此穴位，还对气喘、颊颌肿等病症具有改善作用；

（5）配秉风穴，能够治疗肩胛疼痛；配膻中穴、足三里穴，能够治疗乳痈。

【按摩步骤】

（1）用对侧手，由颈下过肩，以中指的指腹按揉穴位；

（2）如果可以正坐或者俯卧，可以请他人用双手大拇指的指腹垂直按揉穴位，有酸、胀、痛的感觉；

（3）先左后右，每次各按揉1～3分钟，也可以两侧穴位同时按揉。

【叩痧步骤】

> 在现代中医临床中，利用此穴位治疗肩胛疼痛、肩关节周围炎、慢性支气管炎等病症。

（1）正坐或站立，一手抱住另一侧肩臂；

（2）用叩痧拍由轻到重叩此穴3～5分钟；

（3）若有红、黑、紫、硬皮等痧症出现，则应继续叩至痧完全出透（再叩此位置不再出痧，即为叩透）；

（4）待痧症完全消退后方可再次叩痧，痧症颜色较深或面积较大，可以热敷加速代谢。

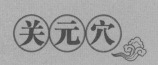

主治：

月经不调　崩漏

阳痿　早泄

部位：

属任脉上的穴道，在人体的下腹部，前正中线上，脐中下3寸。

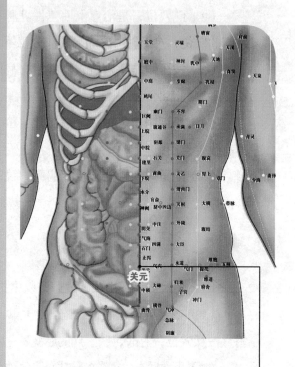

关元穴位于人体的下腹部，前正中线上，脐中下3寸。

【功效】

（1）按摩叩击此穴位，有培肾固本、调气回阳的作用，能够治疗阳痿、早泄、月经不调、崩漏、带下、不孕、子宫脱垂、闭经、遗精、遗尿、小便频繁、小便不通、痛经、产后出血、小腹痛、腹泻、腹痛、痢疾、消化不良等病症；

（2）长期按摩叩击此穴位，对全身衰弱、尿路感染、肾炎、疝气、脱肛、中风、尿道炎、盆腔炎、肠炎、肠粘连、神经衰弱、小儿消化不良等疾患，都有很好的疗效，而且有调理和改善的功效。

【按摩步骤】

（1）正坐或仰卧，双手放在小腹上，手掌心朝下，用左手中指的指腹按压穴位，右手中指的指腹按压在左手中指的指甲上；

（2）用两手中指同时用力按揉穴位，有酸、胀的感觉；

（3）每天早晚左右手轮流按揉穴位，先左后右，每次按揉1~3分钟。

【叩痧步骤】

（1）站立或正坐，用手捏起腹部；

现代研究证实，按揉和震颤关元穴，主要是通过调节内分泌，从而达到治疗生殖系统疾病的目的。

（2）用叩痧拍叩此穴3~5分钟；

（3）若有红、黑、紫、硬皮等痧症出现，则应继续叩至痧完全出透（继续叩此位置不再出痧，即为叩透）；

（4）待痧症完全消退后方可再次叩痧，痧症颜色较深或面积较大可以热敷，加速代谢。

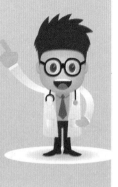

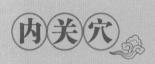

主治:

心脏衰弱　胃痛

晕车　胸肋痛

部位:

属手心包经经脉上的穴
道,在人体的前臂掌侧,
从近手腕的横纹的中央
往上大约三指宽的中央
部位。

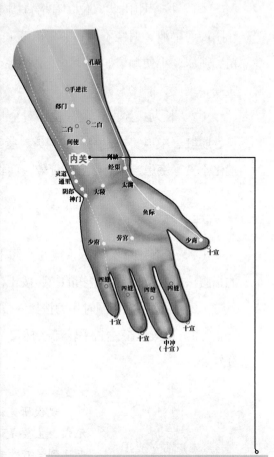

　　内关穴位于前臂正中,腕横纹上
2寸,在桡侧屈腕肌腱同掌长肌腱
之间。

【功效】

（1）此穴位对于因怀孕呕吐、晕车、手臂疼痛、头痛、眼睛充血、恶心想吐、胸肋痛、上腹痛、腹泻、痛经等症状，具有明显的缓解作用；

（2）长期按压轻叩此穴位，对心绞痛、精神异常、风湿疼痛、胃痛、中风、哮喘、偏瘫、偏头痛、产后血晕、忧郁症等病症，具有明显的改善和调理作用；

（3）长期按压轻叩此穴位，还能够治疗失眠、心悸等病症；

（4）配公孙穴，能够治疗肚痛；配膈俞穴，能够治疗胸满支肿；配中脘穴、足三里穴，能够治疗胃脘痛、呕吐、呃逆；配外关穴，能够治疗上肢不遂；配建里穴，能够除胸闷；配三阴交穴和素髎穴，能够治疗痛经；配合谷穴，能够治疗呃逆。

【按摩步骤】

（1）正坐、手平伸、掌心向上；

（2）轻轻握拳，手腕后隐约可见两条筋；

（3）用另外一只手轻轻握住手腕后，大拇指弯曲，用指尖或指甲尖垂直掐按穴位，有酸、胀和微痛的感觉；

（4）先左后右，每天早晚各掐按1～3分钟。

【叩痧步骤】

（1）手伸平，掌心向上；

（2）用叩痧拍叩击此穴1～3分钟；

（3）若有红、黑、紫、硬皮等痧症出现，则应继续叩至痧完全出透（再叩此位置不再出痧，即为叩透）；

（4）待痧症完全消退后方可再次叩痧，痧症颜色较深或面积较大可以热敷加速代谢。

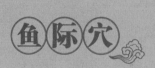

鱼际穴

主治：

失音 头痛 眩晕
胃出血 脑充血

部位：

属手肺经经脉上的穴道，手掌心朝上，在第一掌骨中点桡侧，赤白肉的交际处。

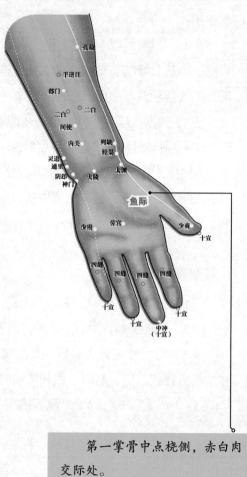

孔最

手逆注

郄门

二白　　二白

间使

内关

列缺
经渠

灵道　　太渊
通里
阴郄　大陵
神门

鱼际

少府　劳宫　　少商
十宣

四缝
四缝　四缝　四缝

十宣
十宣　十宣
（中冲
十宣）

第一掌骨中点桡侧，赤白肉交际处。

【功效】

（1）古籍中有"鱼际主治谵歌失音"的记载，按摩叩击此穴，在调理声带疾患、长茧、失音上，具有很好的功效；

（2）长期按压拍打此穴位，对头痛、眩晕、神经性心悸亢进症、胃出血、咽喉炎、咳嗽、汗不出、腹痛、风寒、脑充血、脑贫血等病症，具有很好的调理保健功效；

（3）现代中医临床常利用此穴治疗支气管炎、肺炎、扁桃体炎、咽炎、小儿单纯性消化不良等病症；

（4）配合孔最穴、尺泽穴，治疗咳嗽、咳血；配合少商穴，治疗咽喉肿痛；配合合谷穴，主治肺热所致的咳嗽、咽喉肿痛、失音；配合孔最穴、天突穴等，主治哮喘。

【按摩步骤】

（1）用一只手的手掌轻握着另一只手的手背；

（2）大拇指弯曲，用指甲尖垂直方向轻轻掐按第一掌骨侧中点处，会有痛感及强烈的酸胀感；

（3）分别掐揉左右两手的同一穴位，每次1～3分钟。

【叩痧步骤】

经常按摩鱼际穴还可以缓解口干舌燥的症状。

（1）手伸平，掌心向上；

（2）用叩痧拍轻叩此穴1～3分钟；

（3）若有红、黑、紫、硬皮等痧症出现，则应继续叩至痧完全出透（再叩此位置不再出痧，即为叩透）；

（4）待痧症完全消退后方可再次叩痧，痧症颜色较深或面积较大可以热敷加速代谢。

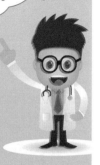

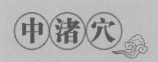

主治：

耳鸣　前额痛
失眠　头晕

部位：

属手三焦经经脉上的穴道，在人体手背部位，小指与无名指的指根间下2厘米的手背凹陷处，用力按压，会有力量脱落之感。

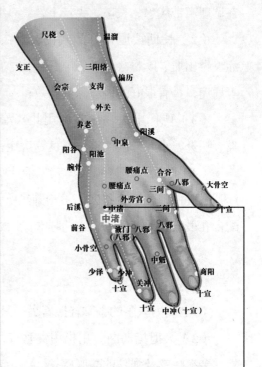

中渚穴位于小指与无名指指根间下2厘米的手背凹陷处，或无名指掌指关节的后方，第四、五掌骨间的凹陷处。

【功效】

（1）此穴位对耳聋、耳鸣、头痛、头晕、咽喉痛、失眠等病症具有功效；

（2）此穴位还能治疗前额疼痛，具有止痛的功效；

（3）长期按压叩击此穴位，对落枕、肩背疼痛、肋间神经痛、手指不能屈伸等症状，具有很好的调理保健功效。

【按摩步骤】

（1）正坐，手平伸，内屈，肘向自己胸前，掌心向内，手背向外；

（2）轻轻握拳，把另一只手的大拇指放在手掌心，其余四指放在手掌背部，食指弯曲，用指头旁侧边缘垂直揉穴位，有酸胀和痛感；

（3）先左后右，每天早晚各按揉一次，每次按揉1～3分钟。

【叩痧步骤】

（1）手伸平，掌心向下，半握拳；

（2）用叩痧拍轻叩此穴1～3分钟；

（3）若有红、黑、紫、硬皮等痧症出现，则应继续叩至痧完全出透（再叩此位置不再出痧，即为叩透）；

（4）待痧症完全消退后方可再次叩痧，痧症颜色较深或面积较大可以热敷加速代谢。

本穴位主治头面五官疾病及肩、背、肘、臂疼痛麻木等疾病。

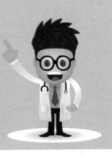

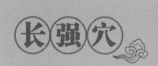

主治:

腹泻　便秘

痔疮　脱肛

部位:

属督脉的第一穴道,在人体的尾骨端下,尾骨端与肛门连线的中点处。

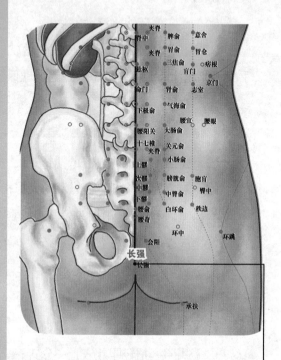

长强穴位于人体的尾骨端下,尾骨端与肛门连线的中点处。

【功效】

（1）按摩叩击此穴位，能够促进直肠的收缩，使大便畅通，还能治疗便秘，并且能迅速止泻；

（2）长期坚持按压轻叩此穴位，具有通任督、调肠腑的作用，对肠炎、腹泻、痔疮、便血、脱肛等病症，都具有良好的治疗效果；

（3）长期按压此穴位，还对阴囊湿疹、阳痿、精神分裂、癫痫、腰神经痛等病症，具有很好的调理和改善功效；

（4）配承山穴，有清热通便、活血化瘀的作用，能够治疗痔疾、便秘；配小肠俞穴，有行气通腑、分清泌浊的作用，能够治疗大小便困难、淋症；配身柱穴，有行气通督的作用，能够治疗脊背疼痛；配百会穴，有通调督脉、益气升阳的作用，能够治疗脱肛、头昏。

【按摩步骤】

（1）正坐，上身前俯，左手伸到臀后；

（2）用中指用力按揉穴位，便秘、腹泻或者有痔疮的人，会感到酸胀，同时会感觉酸胀感向体内和四周扩散；

（3）每天分别用左右两手各按揉1～3分钟，先左后右。

【叩痧步骤】

（1）正坐，上身前俯；

（2）用叩痧拍轻叩此穴3～5分钟；

（3）若有红、黑、紫、硬皮等痧症出现，则应继续叩至痧完全出透（再叩此位置不再出痧，即为叩透）；

（4）待痧症完全消退后方可再次叩痧，痧症颜色较深或面积较大可以热敷加速代谢。

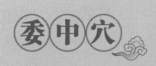

主治：

腰痛　腰腿无力
四肢发热

部位：

属足膀胱经经脉上的穴
道，在膝盖里侧中央。

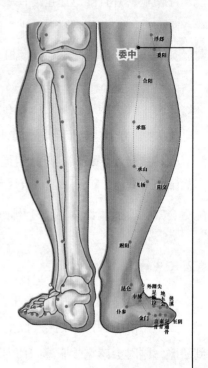

委中穴位于横纹中点，股二
头肌腱与半腱肌肌腱的中间。

【功效】

（1）按摩叩击拍打此穴位，具有通络止痛、利尿祛燥的功效；

（2）长期按摩叩击此穴位，对腰背、腿部的各种病症，如腰腿无力、腰痛、腰连背痛、腰痛不能转侧等，都有良好的疗效；

（3）长期按摩叩击此穴位，能够有效治疗四肢发热、热病汗不出、小便难以及中暑、急性胃肠炎、坐骨神经痛、小腿疲劳、颈部疼痛、下肢瘫痪、臀部疼痛、膝关节疼痛、腓肠肌痉挛等病症；

（4）配大肠俞穴，能够治疗腰痛；

（5）配长强穴、次髎穴、上巨虚穴、承山穴，能够治疗便血。

【按摩步骤】

（1）端坐，垂足，双手轻握大腿两侧，大拇指在上，其余四指在下；

（2）食指放在膝盖里侧，腿弯的中央部位即是穴位所在之处，用食指按压，有酸痛感；

（3）用食指的指腹，向内用力按揉，左右两穴位，每次各按揉1～3分钟，也可以两侧同时按揉。

【叩痧步骤】

（1）站立，腿伸直；

（2）用叩痧拍叩击此穴位3～5分钟；

（3）若有红、黑、紫、硬皮等痧症出现，则应继续叩至痧完全出透（再叩此位置不再出痧，即为叩透）；

（4）待痧症完全消退后方可再次叩痧。

俗话说"腰背疼痛最难当，起步艰难步失常"。腰酸背痛作为一种常见的亚健康形式，严重影响着人们的生活质量，尤其是老年人患腰背疼痛，更是痛苦难堪。发作时不妨按摩一下委中穴，腰背疼痛的症状就会缓解。

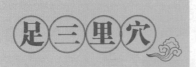

足三里穴

主治：

神经痛　胃病
脚气水肿　膝关节痛

部位：

属足阳明胃经经脉上的穴道，位于小腿前外侧，犊鼻穴下3寸，距胫骨前嵴一横指（中指）处。

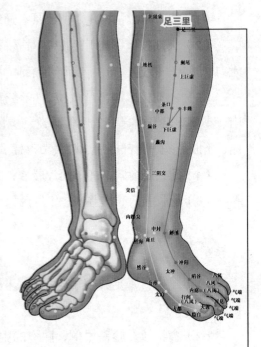

足三里穴位于外膝眼下3寸，距胫骨前嵴一横指，当胫骨前肌上。

【功效】

（1）经常按摩、叩击、拍打此穴位能够理脾胃、调气血、补虚弱，防治肠胃疾病；

（2）长期按摩叩击拍打此穴位对于胸中淤血、乳痈、心腹胀满、脚气、眼疾等病症，也具有很好的调理保健功能；

（3）按摩叩击此穴位还能增强下肢体力，防治四肢肿胀、倦怠、股膝酸痛、软弱无力等症，对胫腓骨神经痛、坐骨神经痛、小儿麻痹、风湿痹痛、末梢神经炎等都有疗效。

【按摩步骤】

（1）正坐，屈膝90°；

（2）除大拇指外，其余四指并拢，放在外膝眼直下四横指处；

（3）用中指的指腹垂直用力按压，有酸痛、胀、麻的感觉，并因人的不同感觉向上或向下扩散；

（4）左右两穴位，每天早晚各按揉一次，每次按揉1～3分钟。

【叩痧步骤】

（1）正坐或站立；

（2）用叩痧拍叩此穴3～5分钟；

（3）若有红、黑、紫、硬皮等痧症出现，则应继续叩至痧完全出透（再叩此位置不再出痧，即为叩透）；

（4）待痧症完全消退后方可再次叩痧。

此穴位有养生保健的功效，能够增强体力、消除疲劳、强壮神经、预防衰老，经常按摩能够祛病延年，所以也称长寿穴。

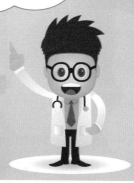

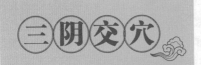

主治：

月经不调　痛经

腹泻　消化不良

部位：

属足脾经经脉上的穴道，
在人体小腿内侧，足内踝
上缘三指宽，踝尖正上方
胫骨边缘凹陷中。

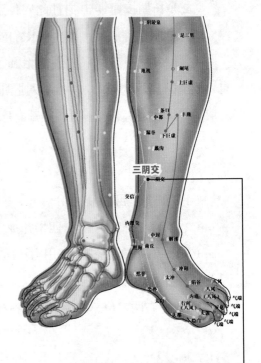

三阴交穴位于小腿内侧，足
内踝尖上3寸，胫骨内侧缘后方。

【功效】

（1）此穴位是妇科主穴，对妇科疾病，如子宫功能性出血、月经不调、经痛、带下、不孕、崩漏、闭经、子宫脱垂、难产、产后血晕、恶露不行等病症很有疗效；

（2）按压、叩击此穴位还能治疗男女生殖器官的疾病，如遗精、遗尿、阳痿等；

（3）按压叩击此穴位能够使腹胀、消化不良、食欲不振、肠绞痛、腹泻、失眠、神经衰弱、全身无力、下肢麻痹、神经痛、脚气病、更年期综合征等病症得到缓解；

（4）三阴交穴能排除淤血，产生新血，经常按摩此穴位能有效去除头皮屑。

【按摩步骤】

（1）正坐，抬起一只脚，放在另一条腿上；

（2）一只手的大拇指除外，其余四指轻轻握住内踝尖；

（3）大拇指弯曲，用指尖垂直按压胫骨后缘，有强烈的酸痛感；

（4）左右两穴位，每天早晚各按揉一次，每次按揉1～3分钟。

【叩痧步骤】

（1）站立或正坐；

孕妇禁按此穴位。

（2）用叩痧拍轻叩此穴1～3分钟；

（3）若有红、黑、紫、硬皮等痧症出现，则应继续叩至痧完全出透（再叩此位置不再出痧，即为叩透）；

（4）待痧症完全消退后方可再次叩痧。

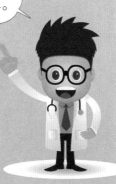

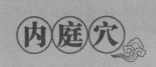

主治:

四肢冰冷　口歪

牙痛　咽喉肿痛

部位:

属足胃经经脉上的穴道,在足的次趾与中趾之间、脚叉缝尽处的陷凹中。

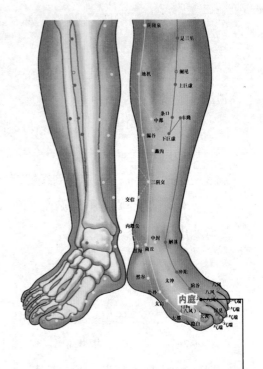

内庭穴位于足背第二、三趾间缝纹端处。

【功效】

（1）如果时常四肢冰冷，喜欢独处静卧，不喜欢听闻人声，那么按摩此穴位会有一定的疗效；

（2）对牙齿痛、风疹块、急性肠胃炎以及各种急慢性胃炎，具有特殊的疗效；

（3）长期按压叩打此穴位，对流鼻血、口歪、咽喉肿痛、胃痛吐酸、腹胀、腹泻、痢疾、便秘、足背肿痛、跖趾关节痛等病症，具有很好的调理保健功能；

（4）在现代中医临床中，常利用此穴位治疗急慢性胃炎、急慢性肠炎、齿龈炎、扁桃体炎、跖趾关节痛等病症；

（5）配合谷穴，能够治疗牙龈肿痛；配太冲穴、曲池穴、大椎穴，能够治疗各种热病。

【按摩步骤】

（1）正坐屈膝，把脚抬起，放在另一条腿上；

（2）把对侧手的四指放在脚掌底部，托着脚，手的大拇指放在脚背上；

（3）弯曲大拇指，用指尖下压按揉穴位，有胀痛的感觉；

（4）先左后右，早晚各按揉一次，每次按揉1～3分钟。

【叩痧步骤】

（1）脚放平；

（2）用叩痧拍叩此穴1～3分钟左右；

（3）若有红、黑、紫、硬皮等痧症出现，则应继续叩至痧完全出透（再叩此位置不再出痧，即为叩透）；

（4）待痧症完全消退后方可再次叩痧。

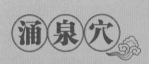

涌泉穴

主治：

中暑　头痛　气喘

小便不利

部位：

属足肾经经脉上的穴道。
在足底足前部的凹陷处，
第二、三趾的趾缝纹头端
与足跟连线的前1/3处。

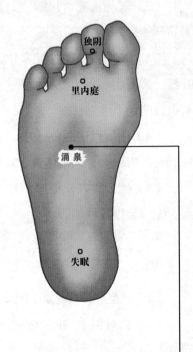

独阴

里内庭

涌泉

失眠

涌泉穴位于足前部凹陷处，第二、三趾的趾缝纹头端与足跟连线的前1/3处。

从头到脚 的经络穴位疏通

【功效】

（1）经常疏通此穴位，具有散热生气的功效；

（2）长期疏通此穴位，能够益肾、清热、开郁；

（3）疏通此穴位，对治疗咽喉肿痛、头痛、目眩、失音、失眠、小便不利、休克、中暑、中风、高血压、癫痫、女子不孕、月经不调、阴痒、阴挺等病症，具有特效；

（4）经常疏通此穴位，还能缓解并治疗神经衰弱、糖尿病、更年期障碍、肾脏疾患等病症。

【按摩步骤】

（1）正坐，把一只脚跷到另一条腿的膝盖上，脚掌尽量朝上；

（2）用另一侧的手轻握住脚，四指放在脚背，大拇指弯曲并放在穴位处；

（3）用大拇指的指腹从下往上推按穴位，有痛感；

（4）左右脚心两穴位，每天早晚各推按1～3分钟。

【叩痧步骤】

（1）正坐，侧脚；

（2）用叩痧拍轻叩此穴1～3分钟；

（3）若有红、黑、紫、硬皮等痧症出现，则应继续叩至痧完全出透（再叩此位置不再出痧，即为叩透）；

（4）待痧症完全消退后方可再次叩痧。

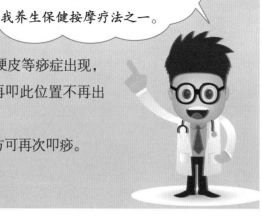

推搓涌泉穴俗称"搓脚心"，它是我国流传已久的自我养生保健按摩疗法之一。

第四章

从头到脚，对症经络疏通

·感冒	·头痛	·眩晕	·高血压	·糖尿病
·失眠	·多梦	·神经衰弱	·面神经瘫痪	·痛风
·结膜炎	·鼻炎	·慢性咽炎	·牙痛	·口臭
·食欲不振	·腹痛	·腹泻	·急性肠胃炎	·慢性胃炎
·便秘	·胸闷	·咳嗽	·哮喘	
·冠状动脉硬化心脏病		·类风湿性关节炎		·肩背痛
·落枕	·颈项僵硬	·腰痛	·足踝痛	·乳腺炎
·痛经	·月经不调	·休克	·中暑	·脚气

常见病症对症按摩

感冒

感冒的发生主要是由于体虚，抗病能力减弱，当气候剧变时，人体内外功能不能适应，邪气乘虚由皮毛、口鼻而入，引起一系列肺卫症状。偏寒者，则致寒邪束表、肺气不宣、阳气郁阻、毛窍闭塞；偏热者，则热邪灼肺，腠理疏泄，肺失清肃。感冒虽以风邪多见，但随季节不同，多夹时气或非时之气，如夹湿、夹暑等。

【特效穴位】

身柱穴 风府穴 大椎穴

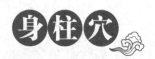

精准取穴

该穴位于人体的背部，后正中线上，第三胸椎棘突下凹陷中。

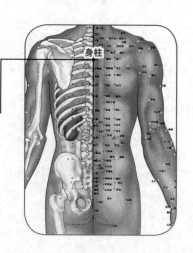

【按摩步骤】

（1）正坐或俯卧，把左手伸到肩后；

（2）用中指的指尖按揉穴位，有刺痛感；

（3）先左后右，每次各按揉3～5分钟；

（4）小儿或者手臂僵硬、酸痛的人，可以请他人搓热双手，用单手的掌根之处按揉穴位，效果更好。

【叩痧步骤】

（1）抱胸低头；

（2）用叩痧拍轻叩此穴1～3分钟；

（3）若有红、黑、紫、硬皮等痧症出现，则应继续叩至痧完全出透（再叩此位置不再出痧，即为叩透）；

（4）待痧症完全消退后方可再次叩痧。

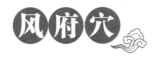

精准取穴

该穴位于后发际正中直上1寸，枕外隆凸直下，两侧斜方肌之间凹陷处。

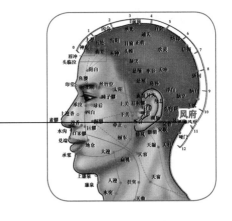

【按摩步骤】

（1）正坐或俯卧，两只手伸到颈后，放在后脑勺处；

（2）手掌心向头，扶住后脑勺，左手在下，四指的指尖向头顶，大拇指的指尖向下按住穴位，右手在左手上，右手大拇指的指腹按在左手大拇指的指甲上；

（3）双手的大拇指从下往上用力按揉，有酸痛感；

（4）左右两手的大拇指轮流按揉，先左后右，每次按揉1~3分钟。

【叩痧步骤】

（1）正坐，低头；

（2）轻轻叩击风池穴，有酸痛感，有痧出；

（3）若有红、黑、紫、硬皮等痧症出现，则应继续叩至痧完全出透（再叩此位置不再出痧，即为叩透）；

（4）待痧症完全消退后方可再次叩痧。

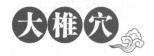

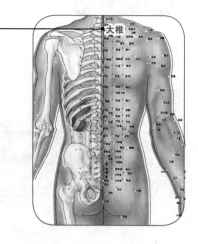

该穴位于人体的颈部下端，第七颈椎棘突下凹陷处。

【按摩步骤】

（1）正坐或俯卧，左手伸到肩后反握对侧颈部，虎口向下，四指扶右侧颈部，指尖向前；

（2）大拇指的指尖向下，用指腹或指尖按揉穴位，有酸痛和胀麻的感觉；

（2）先左后右，每次各按揉1~3分钟；

（4）或者请他人屈起食指，或者用刮痧板，帮助刮擦穴位，效果更好。

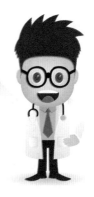

感冒了，最好多补充水分和维生素C。饮用蜂蜜柠檬汁效果不错。

头痛

头痛是临床上常见的病症之一，引起头痛的原因有很多，如外感头痛、颈源性头痛、偏头痛、内伤头痛等。疼痛的部位常在前额、顶部、侧部、枕部、全头痛或位置不固定的头痛。

【头痛伴随的症状】

失眠：神经衰弱、脑膜炎所引起的头痛都会影响到睡眠；脑瘤、副鼻窦炎所引起的头痛一般不影响睡眠。

恶心呕吐：流行性脑脊髓膜炎、流行性乙型脑炎、脑瘤等可有呕吐而无恶心；偏头痛时常可伴有恶心呕吐；鼻部和眼部的疾病引起的头痛很少引起呕吐。

视力减退：眼部疾病一般都引起视力减退，脑瘤也可能有视力减退现象。

耳鼻流脓：耳、鼻部疾病的可能性最大。

听力下降：听力一般会随脑供血的减少而下降。

【特效穴位】

少海穴 头维穴 孔最穴 飞扬穴 天柱穴 风府穴 大椎穴

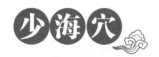

少海穴

精准取穴

屈肘，肘横纹内侧端与肱骨内上髁连线的中点处即是。

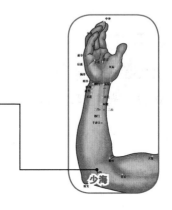

【按摩步骤】

（1）正坐、抬手，手肘略屈，手掌向上；

（2）用一只手轻握另一只手的肘尖、四指在外，用大拇指的指腹按压内肘尖的内下侧、横纹内侧端的凹陷处，有酸痛感；

（3）用同样的方法按压另一侧穴位；

（4）每天早晚左右两穴各按压一次，每次按压1～3分钟。

【叩痧步骤】

（1）伸手臂，抬高；

（2）用叩痧拍轻叩1～3分钟；

（3）若有红、黑、紫、硬皮等痧症出现，则应继续叩至痧完全出透（再叩此位置不再出痧，即为叩透）；

（4）待痧症完全消退后方可再次叩痧。

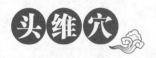

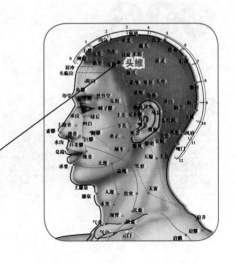

精准取穴

该穴位于头侧部，当额角发际上0.5寸、头正中线旁4.5寸处。

【按摩步骤】

（1）正坐、仰靠或仰卧，食指与中指并拢，中指指腹位于头侧部发际里发际点处；

（2）用食指指腹按压穴位，有酸胀感；

（3）在瞬间吐尽空气的同时，用双手拇指指腹强压，每秒钟按压一次，如此重复10～20次。

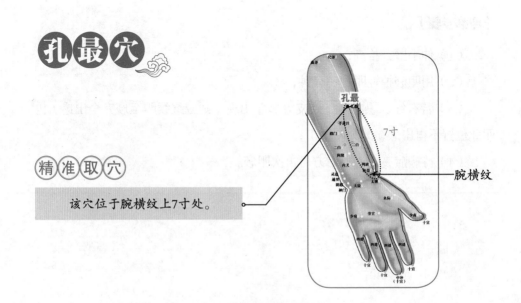

精准取穴

该穴位于腕横纹上7寸处。

【按摩步骤】

（1）手臂向前，仰掌向上，以另一只手握住手臂中段处；

（2）用大拇指指甲垂直下压按揉穴位，有强烈的酸痛感；

（3）先左后右，每次各按揉1～3分钟。

【叩痧步骤】

（1）手臂向前，仰掌向上；

（2）用叩痧拍叩击此穴1～3分钟；

（3）若有红、黑、紫、硬皮等痧症出现，则应继续叩至痧完全出透（再叩此位置不再出痧，即为叩透）；

（4）待痧症完全消退后方可再次叩痧。

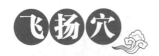

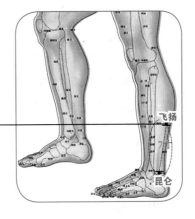

精准取穴

该穴位于小腿后面，外踝后，昆仑穴直上7寸。

【按摩步骤】

（1）正坐，垂足，膝盖稍微向内倾斜，一只手的食指和中指并拢，其他手指弯曲；

（2）用食指和中指的指腹顺着跟腱外侧的骨头向上摸，在小腿肌肉的边缘即是穴位；

（3）分别用食指和中指的指腹按揉左右两穴位，每次按揉1～3分钟。

【叩痧步骤】

（1）正坐，低头；

（2）用叩痧拍由轻到重叩此穴1～3分钟；

（3）若有红、黑、紫、硬皮等痧症出现，则应继续叩至痧完全出透（再叩此位置不再出痧，即为叩透）；

（4）待痧症完全消退后方可再次叩痧。

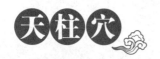

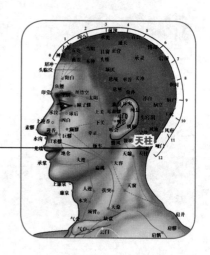

精准取穴

该穴位于项部大筋（斜方肌）外缘之后发际凹陷中，约当后发际正中旁开1.3寸处即是。

【按摩步骤】

（1）正坐，双手举起，抬肘，掌心朝前，向着后头部；

（2）指尖朝上，用大拇指的指腹，从下而上按进颈后枕骨下，大筋外两侧凹陷处，有酸痛、胀、麻的感觉；

（3）由下往上轻轻用力按揉两侧穴位，每次按揉1～3分钟。

【叩痧步骤】

（1）正坐，低头；

（2）用叩痧拍由轻到重叩此穴1～3分钟；

（3）匀力匀速叩击，直到有痧出透，即可停止，此穴易有风寒聚集，可能出现硬皮痧症。

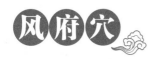

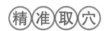

该穴位于后发际正中直上1寸，枕外隆凸直下，两侧斜方肌之间凹陷处。

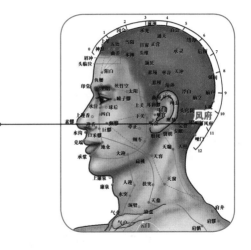

【按摩步骤】

（1）正坐或俯卧，两只手伸到颈后，放在后脑处；

（2）手掌心向头，扶住后脑勺，左手在下，四指的指尖向头顶，大拇指的指尖向下按住穴位，右手在左手上，右手大拇指的指腹按在左手大拇指的指甲上；

（3）双手的大拇指从下往上用力按揉，有酸痛感；

（4）左右两手的大拇指轮流在下按揉，先左后右，每次按揉1～3分钟。

第四章 从头到脚，对症经络疏通 》》》

【叩痧步骤】

（1）正坐，低头；

（2）取风府穴，用叩痧拍由轻到重匀力匀速叩击，有痧出或此穴皮肤发硬，风寒排出。

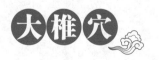

大椎穴

精准取穴

该穴位于人体的颈部下端，第七颈椎棘突下凹陷处。

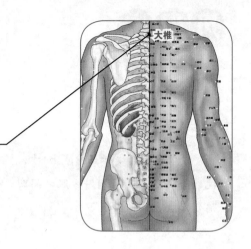

【按摩步骤】

（1）正坐或俯卧，左手伸到肩后反握对侧颈部，虎口向下，四指扶右侧颈部，指尖向前；

（2）大拇指的指尖向下，用指腹或指尖按揉穴位，有酸痛和胀麻的感觉；

（3）先左后右，每次各按揉1～3分钟；

（4）或者请他人屈起食指，或者用刮痧板，帮助刮擦穴位，效果更好。

治疗良方

（1）川芎三钱，白芷三钱，煎服或研末吹鼻可缓解头痛。

（2）龙眼红枣茶：龙眼果（连壳）50克，红枣50克，加水同煮

2小时，取汁，1天分2次饮服，每天1剂。有益气和血等功效，对治疗气虚头痛功效良好。

（3）黄芪白芷炖乌鸡：黄芪30克，白芷10克，乌骨鸡半只（去毛及内脏，切块），加水炖熟，调味服食。有养阴益血、补脾益气之功效。

不论哪种头痛，通过对特效穴位的按摩疏通刺激促进血液循环，都会起到很好的缓解效果。

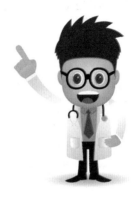

眩晕

眩晕是目眩和头晕的总称，是现代人常见的文明病。眩晕患者常感觉自身或外界的东西在旋转，严重时往往伴有恶心呕吐、面色苍白、食欲不振、腰膝酸软甚至晕倒、胸闷等症状。患者要每日注意保持心情舒畅，适当休息以避免劳累过度，同时注意营养饮食。

【特效穴位】

阳辅穴　解溪穴　五处穴　太冲穴　风府穴　百会穴

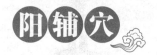

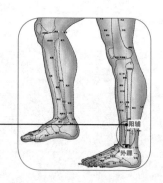

精准取穴

> 该穴位于人体的小腿外侧，外踝尖上4寸，腓骨前缘稍前方。

【按摩步骤】

（1）正坐，垂足，身子稍向前俯，左手掌心向前，四指在内，大拇指在外，从脚跟上向前，抓住小腿的跟部；

（2）用大拇指的指腹按揉穴位，有酸、胀、痛的感觉；

（3）先左后右，两侧穴位每次各按揉1～3分钟。

【叩痧步骤】

（1）正坐，垂足，身子稍向前俯；

（2）用叩痧拍工具，由轻到重叩击拍打3～5分钟，力度适中；

（3）若有红、黑、紫、硬皮等痧症出现，则应继续叩至痧完全出透（再叩此位置不再出痧，即为叩透）；

（4）待痧症完全消退后方可再次叩痧。

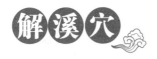

解溪穴

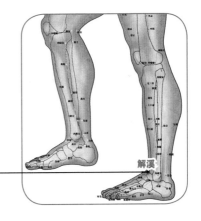

精准取穴

该穴位于足背与小腿交界处的横纹中央凹陷处，当拇长伸肌腱与趾长伸肌腱之间。

解溪

【按摩步骤】

（1）正坐，屈膝，脚放平；

（2）用同侧的手掌抚膝盖处，大拇指在上、其他四指的指腹循胫骨直下至足腕处，在系鞋带处，两筋之间有一凹陷；

（3）用中指的指腹向内用力按压；

（4）左右两穴，每天早晚各按压一次，每次1～3分钟。

【叩痧步骤】

（1）正坐，屈膝，脚放平；

（2）用叩痧拍叩此穴1～3分钟；

（3）若有红、黑、紫、硬皮等痧症出现，则应继续叩至痧完全出透（再叩此位置不再出痧，即为叩透）；

（4）待痧症完全消退后方可再次叩痧。

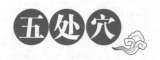

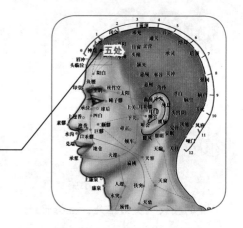

精准取穴

> 该穴位于人体的头部，当前发际正中直上1寸，旁开1.5寸处。

【按摩步骤】

（1）伸出一只手，中间三指并拢，其他两指弯曲，手掌心朝向面部；

（2）无名指第一关节全入发际，放于发际之上正中处，食指的指尖所在之处就是该穴位；

（3）以适当的力度，用食指的指腹按压，左右两穴位，每次按压1～3分钟。

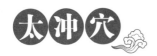

太冲穴

该穴位于人体脚背部第一、二跖骨接合部之前凹陷处。

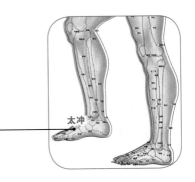

太冲

【按摩步骤】

（1）正坐，垂足，屈左膝，把脚举起放在座椅上、臀前，举起左手，手掌朝下放在脚背上，中指弯曲，中指的指尖所在的部位就是该穴；

（2）用食指和中指的指尖从下往上垂直按揉，有胀、酸、痛感；

（3）先左后右，每次各按揉3～5分钟。

【叩痧步骤】

（1）垂足，脚平放；

（2）轻力匀速用工具叩击太冲穴，3分钟可有痧出；

（3）若有红、黑、紫、硬皮等痧症出现，则应继续叩至痧完全出透（再叩此位置不再出痧，即为叩透）；

（4）待痧症完全消退后方可再次叩痧。

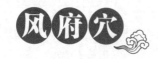

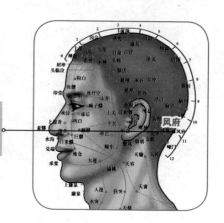

精准取穴

该穴位于后发际正中直上1寸，枕外隆凸直下，两侧斜方肌之间凹陷处。

【按摩步骤】

（1）正坐或俯卧，两只手伸到颈后，放在后脑处；

（2）手掌心向头，扶住后脑勺，左手在下，四指的指尖向头顶，大拇指的指尖向下按住穴位，右手在左手上，右手大拇指的指腹按在左手大拇指的指甲上；

（3）双手的大拇指从下往上用力按揉，有酸痛感；

（4）左右两手的大拇指轮流在下按揉，先左后右，每次按揉1～3分钟。

【叩痧步骤】

（1）正坐，低头；

（2）用叩痧拍叩击此穴，由轻到重，匀速匀力；

（3）若有红、黑、紫、硬皮等痧症出现，则应继续叩至痧完全出透（再叩此位置不再出痧，即为叩透）；

（4）待痧症完全消退后方可再次叩痧。

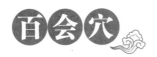

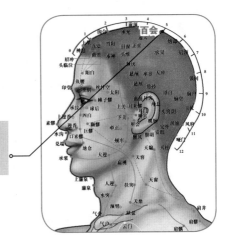

精准取穴

该穴位于人体的头部，当前发际正中直上5寸，或两耳尖连线中点处。

【按摩步骤】

（1）正坐，举起双手，张开虎口，大拇指的指尖碰触耳尖，手掌心向头，四指朝上；

（2）双手的中指在头顶正中相碰触；

（3）先将左手的中指按压在穴位上，再将右手的中指按在左手中指的指甲上；

（4）双手的中指交叠，同时向下用力按揉穴位，有酸胀、刺痛的感觉；

（5）每次按揉1～3分钟。

【叩痧步骤】

（1）正坐或站立；

（2）用手心轻轻拍击此穴，匀速轻轻拍打。

第四章　从头到脚，对症经络疏通

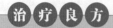

（1）天麻一钱半，嫩钩藤四钱（后下），珍珠母一两（先煎），磁石一两（先煎），夜交藤五钱，龙胆草一钱，水煎服，每日一剂。本方适用于肝阳眩晕。

（2）焦白术三钱，姜半夏三钱，茯苓三钱，陈皮二钱，白芷一钱半，水煎服，每日一剂。本方适用于痰湿眩晕。

（3）当归三钱，丹参四钱，五味子一钱半，柏子仁三钱，夜交藤一两，水煎服，每日一剂。本方适用于血虚眩晕。

（4）党参三钱，黄芪三钱，焦白术三钱，远志一钱半，茯苓三钱，炒枣仁三钱，水煎服，每日一剂。本方适用于气虚眩晕。

高血压

高血压是一种以动脉压增高为特征的疾病，其症状常见的有：头痛、头晕、头胀、耳鸣、心悸、注意力不集中、记忆力减退、四肢发麻、颈项僵硬、失眠、易烦躁等。高血压的发病原因尚不明晰，但通常认为和长期精神紧张与遗传等因素有关。高血压患者应在医师指导下坚持服用降压药，切勿擅自停用药物；饮食宜清淡，少食盐。日常生活中采用经穴疗法对高血压有一定的缓解作用。

【特效穴位】

百会穴　涌泉穴　阴陵泉穴　太冲穴

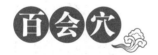

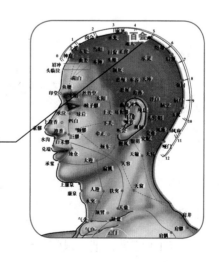

精准取穴

该穴位于人体的头部，当前发际正中直上5寸，或两耳尖连线中点处。

【按摩步骤】

（1）正坐，举起双手，张开虎口，大拇指的指尖碰触耳尖，手掌心向头，四指朝上；

（2）双手的中指在头顶正中相碰触；

（3）先将左手的中指按压在穴位上，再将右手的中指按在左手中指的指甲上；

（4）双手的中指交叠，同时向下用力按揉穴位，有酸胀、刺痛的感觉；

（5）每次按揉1～3分钟。

【叩痧步骤】

（1）正坐或站立；

（2）用手心叩此穴1～3分钟。

涌泉穴

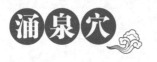

该穴位于第二、三趾趾缝纹头端与足跟连线的前1/3处。

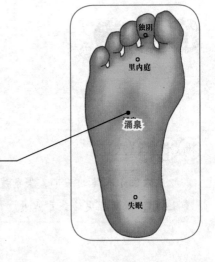

【按摩步骤】

（1）正坐，把一只脚跷到另一条腿的膝盖上，脚掌尽量朝上；

（2）用另一侧的手轻握住脚，四指放在脚背，大拇指弯曲并放在穴位处；

（3）用大拇指的指腹从下往上推按穴位，有痛感；

（4）左右脚心两穴位，每天早晚各推按1～3分钟。

【叩痧步骤】

（1）正坐，脚侧放；

（2）用叩痧工具或手掌，匀速匀力叩击拍打此穴；

（3）若有红、黑、紫、硬皮等痧症出现，则应继续叩至痧完全出透（再叩此位置不再出痧，即为叩透）；

（4）待痧症完全消退后方可再次叩痧。

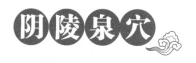

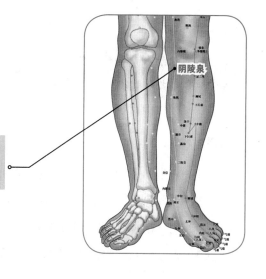

阴陵泉

精准取穴

该穴位于小腿内侧，胫骨内侧踝后下方凹陷处。

【按摩步骤】

（1）正坐，将一只脚抬起，放在另一条腿的膝盖上；

（2）一只手轻轻握住膝下；

（3）大拇指弯曲，用大拇指的指尖从下往上用力按揉，会有刺痛和微酸的感觉；

（4）每天早晚各按揉一次，每次按揉1～3分钟。

【叩痧步骤】

（1）正坐，屈膝，取穴阴陵泉；

（2）用叩痧拍轻轻叩击此穴会有刺痛和酸胀，此穴叩痧必须轻手法；

（3）若有红、黑、紫、硬皮等痧症出现，则应继续叩至痧完全出透（再叩此位置不再出痧，即为叩透）；

（4）待痧症完全消退后方可再次叩痧。

太冲穴

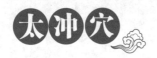

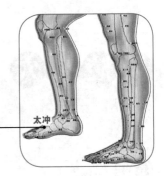

精准取穴

该穴位于人体脚背部第一、二跖骨接合部之前凹陷处。

【按摩步骤】

（1）正坐，垂足，屈左膝，把脚举起放在座椅上、臀前，举起左手，手掌朝下放在脚背上，中指弯曲，中指的指尖所在的部位就是该穴；

（2）用食指和中指的指尖从下往上垂直按揉，有胀、酸、痛感；

（3）先左后右，每次各按揉3～5分钟。

【叩痧步骤】

（1）正坐，垂足；

（2）用叩痧拍轻力、匀速叩击太冲穴，力度一定要轻柔；

（3）若有红、黑、紫、硬皮等痧症出现，则应继续叩至痧完全出透（再叩此位置不再出痧，即为叩透）；

（4）待痧症完全消退后方可再次叩痧。

治 疗 良 方

（1）豨莶草二两，水煎服。

（2）青木香一两，红糖为引，水煎服。

（3）用花生叶一两至二两，水煎服。

（4）野菊花、夏枯草各三钱，水煎服。

（5）川芎一钱半至三钱，夏枯草四钱至六钱，龙胆草三钱，黄芩二钱至三钱，钩藤三钱至五钱（后入），牡蛎五钱至一两（先煎），磁石五钱至一两（先煎），水煎服。

（6）玄参三钱至四钱，枸杞子二钱至三钱，生地黄三钱至四钱，天冬一钱半至三钱，珍珠母一两至二两（先煎），牡蛎一两至二两（先煎），石斛二钱至四钱（打碎，先煎），水煎服。

糖尿病

糖尿病已经成为继心脑血管疾病和肿瘤之后的第三大"健康杀手"。其危害不仅在于高发病率，还在于伴随而生的多种并发症。糖尿病的典型症状可归纳为"三多一少"，即多饮、多食、多尿和体重减轻。血液检查临床诊断的主要依据为尿糖呈阳性和血糖升高。

【特效穴位】

阳池穴　神门穴　中脘穴

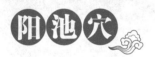

精准取穴

该穴位于腕背横纹上，前对中指、无名指指缝，或在腕背横纹中，当指伸肌腱的尺侧缘凹陷处。

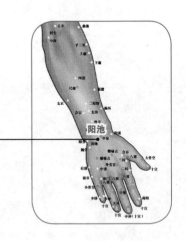

【按摩步骤】

（1）正坐或仰卧，手平伸，屈肘向内，翻掌，掌心向下；

（2）用另一只手轻握手腕处，四指在下，大拇指在上；

（3）大拇指弯曲，用指尖垂直按揉手表腕横纹中点的穴位，有酸痛感；

（4）先左后右，每天早晚各按揉一次，每次按揉1～3分钟。

【叩痧步骤】

（1）仰卧取穴；

（2）用叩痧拍轻力、匀速拍打1～3分钟；

（3）若有红、黑、紫、硬皮等痧症出现，则应继续叩至痧完全出透（再叩此位置不再出痧，即为叩透）；

（4）待痧症完全消退后方可再次叩痧。

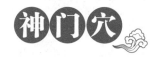

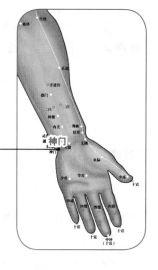

该穴位于腕横纹尺侧端，尺侧腕屈肌腱的桡侧凹陷处。

【按摩步骤】

（1）正坐，伸手，仰掌，屈肘向上约45°，在无名指和小指掌的侧向外方；

（2）用另一只手的四指握住手腕，大拇指弯曲，用指甲尖垂直掐按豆骨下、尺骨端的凹陷处，有酸胀和痛的感觉；

（3）先左后右，每天早晚各掐按一次，每次掐按3～5分钟。

【叩痧步骤】

（1）正坐，伸手仰掌；

（2）取神门穴用叩痧拍轻力拍打至痧出；

（3）若有红、黑、紫、硬皮等痧症出现，则应继续叩至痧完全出透（再叩此位置不再出痧，即为叩透）；

（4）待痧症完全消退后方可再次叩痧。

#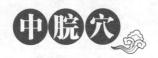

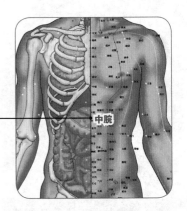

精 准 取 穴

> 该穴位于胸骨下端和肚脐连接线中点或当脐中上4寸处。

【按摩步骤】

（1）正坐或仰卧，双手放在小腹上，手掌心朝下，用左手中指的指腹按压穴位，右手中指的指腹按压在左手中指的指甲上；

（2）用两手中指同时用力按揉穴位，有酸胀感；

（3）每天早晚各按揉1～3分钟。

【叩痧步骤】

（1）站立或正坐；

（2）用一只手提起上腹部；

（3）若有红、黑、紫、硬皮等痧症出现，则应继续叩至痧完全出透（再叩此位置不再出痧，即为叩透）；

（4）待痧症完全消退后方可再次叩痧。

治疗良方

（1）蚕茧十只，煎汤代茶饮，长期服用。

（2）玉米须二两，煎汁代茶饮，长期服用。

（3）玉米须、枸杞根各二两，桃树胶一两，水煎服。

症状较轻的患者，只需控制饮食，把米粮食物限制在每日半斤左右，适当增加蛋白质和脂肪食物，尽可能不吃含糖食物。

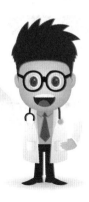

失眠

良好的睡眠质量是身心健康的重要保证。失眠是一种持续的睡眠质量低下的症状。躯体因素、环境因素、精神因素等都可能是引起失眠的原因。失眠的主要表现为：轻者入睡困难，睡眠中容易醒，并难于再次入睡，清晨过早醒来；重者彻夜难眠，常伴有头晕头痛、神疲乏力、心悸健忘、多梦等症状，患者常对失眠感到焦虑和恐惧。

【特效穴位】

百会穴　涌泉穴　太冲穴　中脘穴

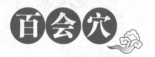

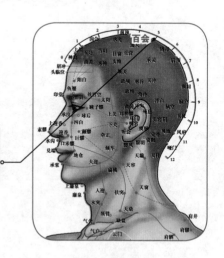

精准取穴

该穴位于人体的头部，当前发际正中直上5寸，或两耳尖连线中点处。

【按摩步骤】

（1）正坐，举起双手，张开虎口，大拇指的指尖碰触耳尖，手掌心向头，四指朝上；

（2）双手的中指在头顶正中相碰触；

（3）先将左手的中指按压在穴位上，再将右手的中指按在左手中指的指甲上；

（4）双手的中指交叠，同时向下用力按揉穴位，有酸胀、刺痛的感觉；

（5）每次按揉1～3分钟。

【叩痧步骤】

（1）正坐；

（2）用手掌心轻轻叩击此穴3～5分钟，直至头顶发热。

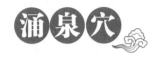

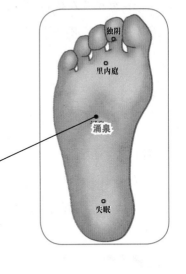

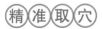

该穴位于第二、三趾趾缝纹头端与足跟连线的前1/3处。

【按摩步骤】

（1）正坐，把一只脚跷到另一条腿的膝盖上，脚掌尽量朝上；

（2）用另一侧的手轻握住脚，四指放在脚背，大拇指弯曲并放在穴位处；

（3）用大拇指的指腹从下往上推按穴位，有痛感；

（4）左右脚心两穴位，每天早晚各推按1～3分钟。

【叩痧步骤】

（1）用叩痧拍，拍打此穴直至脚心透热，拍打3～5分钟；

（2）若有红、黑、紫、硬皮等痧症出现，则应继续叩至痧完全出透（再叩此位置不再出痧，即为叩透）；

（3）待痧症完全消退后方可再次叩痧。

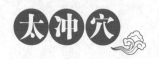

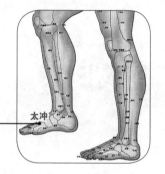

精准取穴

该穴位于人体脚背部第一、二跖骨接合部之前凹陷处。

太冲

【按摩步骤】

（1）正坐，垂足，屈左膝，把脚举起放在座椅上、臀前，举起左手，手掌朝下放在脚背上，中指弯曲，中指的指尖所在的部位就是该穴；

（2）用食指和中指的指尖从下往上垂直按揉，有胀、酸、痛感；

（3）先左后右，每次各按揉3～5分钟。

【叩痧步骤】

（1）脚平放于地面；

（2）用叩痧拍轻拍此穴3分钟。

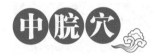

中脘穴

该穴位于胸骨下端和肚脐连接线中点或当脐中上4寸处。

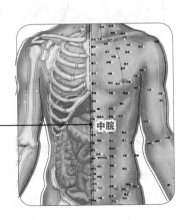

中脘

【按摩步骤】

（1）正坐或仰卧，双手放在小腹上，手掌心朝下，用左手中指的指腹按压穴位，右手中指的指腹按压在左手中指的指甲上；

（2）用两手中指同时用力按揉穴位，有酸胀感；

（3）每天早晚各按揉1～3分钟。

【叩痧步骤】

（1）站立或正坐；

（2）用叩痧拍轻轻叩击此穴1～3分钟；

（3）若有红、黑、紫、硬皮等痧症出现，则应继续叩至痧完全出透（再叩此位置不再出痧，即为叩透）；

（4）待痧症完全消退后方可再次叩痧。

按摩治疗的时间宜选在傍晚或临睡前。另外，生活起居要有规律，临睡前不吸烟、不喝茶及咖啡。

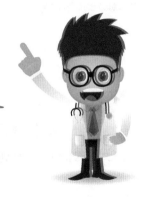

第四章 从头到脚，对症经络疏通

多梦

梦 是睡眠期常见的生理现象，其表现形式有表象成分又带有感性性质的记忆活动和超常规的联想。而梦感则是醒后对梦中某些情节的回忆，或只留有曾做过梦的印象，却记不清楚梦的内容。每个人都做梦。但大多数人醒来后不久就忘记梦的内容了，最多只留下某些感觉。那些醒后还清晰记得梦的内容的人，只能说明睡眠质量不高，或者是多梦。

【特效穴位】

厉兑穴　内关穴　神门穴

厉兑穴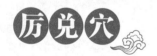

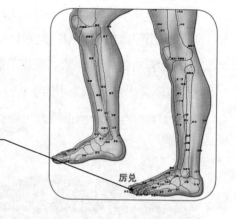

（精）（准）（取）（穴）

> 该穴位于足部第二趾末节外侧，距趾甲角0.1寸处。

厉兑

【按摩步骤】

（1）正坐，屈膝，把脚抬起放在另一条腿上；

（2）将对侧手的四指放在脚底，托着脚，大拇指放在脚背上；

（3）大拇指弯曲，用指甲垂直掐按穴位，有刺痛感；

（4）或者直接掐按手指上的穴位；

（5）先左后右，每天早晚各掐按一次，每次1～3分钟。

【叩痧步骤】

（1）屈膝；

（2）用叩痧拍叩击、拍打此穴1～3分钟；

（3）若有红、黑、紫、硬皮等痧症出现，则应继续叩至痧完全出透（再叩此位置不再出痧，即为叩透）；

（4）待痧症完全消退后方可再次叩痧。

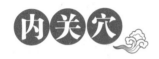

内关穴

精准取穴

> 该穴位于前臂正中，腕横纹上2寸，在桡侧屈腕肌腱同掌长肌腱之间。

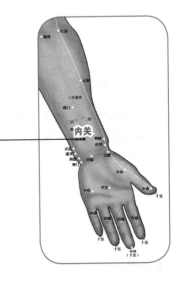

【按摩步骤】

（1）正坐，手平伸，掌心向上；

（2）轻轻握拳，手腕后隐约可见两条筋；

（3）用另外一只手轻轻握住手腕后，大拇指弯曲，用指尖或指甲尖垂直掐按穴位，有酸、胀和微痛的感觉；

（4）先左后右，每天早晚各掐按1～3分钟。

【叩痧步骤】

（1）正坐，手伸平，掌心向上；

（2）用叩痧拍匀力、匀速叩击此穴3分钟，有痧出现；

（3）若有红、黑、紫、硬皮等痧症出现，则应继续叩至痧完全出透（再叩此位置不再出痧，即为叩透）；

（4）待痧症完全消退后方可再次叩痧。

神门穴

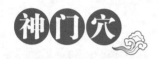

该穴位于腕横纹尺侧端，尺侧腕屈肌腱的桡侧凹陷处。

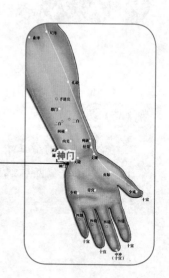

【按摩步骤】

（1）正坐，伸手，仰掌，屈肘向上约45°，在无名指和小指掌的侧向外方；

（2）用另一只手的四指握住手腕，大拇指弯曲，用指甲尖垂直掐按豆骨下、尺骨端的凹陷处，有酸胀和痛的感觉；

（3）先左后右，每天早晚各掐按一次，每次掐按3～5分钟。

神经衰弱

　　经衰弱是一种神经症性障碍，以易兴奋、易疲乏、难入睡为主要表现，有些患者还会伴随头痛、头晕、耳鸣、心悸、气短等症状。神经衰弱的病因不明，但是通常认为，这是由于神经过度紧张后，神经活动处于相对疲乏的一种状态。患者平时应多注意养血安神。

【特效穴位】

三阴交穴　百会穴

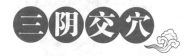

精准取穴

　　小腿内侧，足内踝尖上3寸，胫骨内侧缘后方。

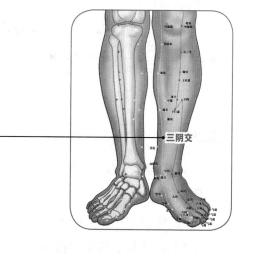

三阴交

【按摩步骤】

　　（1）正坐，抬起一只脚，放置在另一条腿上；

　　（2）一只手的大拇指除外，其余四指轻轻握住内踝尖；

（3）大拇指弯曲，用指尖垂直按压胫骨后缘，会有强烈的酸痛感；

（4）每天早晚各按一次，每次揉按1～3分钟。

【叩痧步骤】

（1）正坐或站立；

（2）用叩痧拍叩此穴1～3分钟；

（3）若有红、黑、紫、硬皮等痧症出现，则应继续叩至痧完全出透（再叩此位置不再出痧，即为叩透）；

（4）待痧症完全消退后方可再次叩痧。

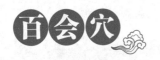

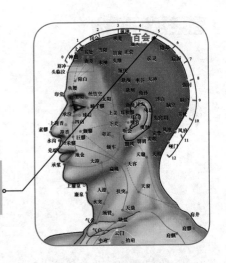

精准取穴

该穴位于人体的头部，当前发际正中直上5寸，或两耳尖连线中点处。

【按摩步骤】

（1）正坐，举起双手，张开虎口，大拇指的指尖碰触耳尖，手掌心向头，四指朝上；

（2）双手的中指在头顶正中相碰触；

（3）先将左手的中指按压在穴位上，再将右手的中指按在左手中指的指甲上；

（4）双手的中指交叠，同时向下用力按揉穴位，有酸胀、刺痛的感觉；

（5）每次按揉1～3分钟。

【叩痧步骤】

（1）正坐或站立；

（2）用叩痧拍叩此穴3～5分钟至头顶发热。

治 疗 良 方

（1）酸枣仁15～25粒，炒至半熟，捣碎，睡前一次顿服。超过一倍量，可发生中毒，故须慎用。

（2）五味子一钱半至三钱，水煎，每日分两次服。

孕妇禁按百会穴。

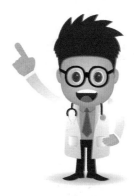

面神经瘫痪

面神经瘫痪，即面神经受损，表现为面部肌肉运动出现障碍，患者很难或无法控制面部表情和动作。本病发病较为突然，主要症状往往是清晨醒来，即发现一侧眼睑不能闭合，无法皱眉，眼角流泪，面部肌肉松弛，鼻唇沟变浅或出现歪斜，口角向健康的一侧歪斜，在疾病刚发作时，耳下、耳后部等处有疼痛感。此病主要是其他疾病导致面神经受损而引起的，较为常见的是由风湿或慢性中耳炎所引起的，有时肿瘤、脑溢血等也可引发本病。

【特效穴位】

大椎穴　风池穴　阳白穴　瞳子髎穴

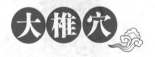

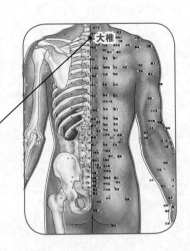

精准取穴

　　该穴位于人体的颈部下端，第七颈椎棘突下凹陷处。

【按摩步骤】

（1）正坐或俯卧，左手伸到肩后反握对侧颈部，虎口向下，四指扶右侧颈部，指尖向前；

（2）大拇指的指尖向下，用指腹或指尖按揉穴位，有酸痛和胀麻的感觉；

（3）先左后右，每次各按揉1～3分钟；

（4）或者请他人屈起食指，或者用刮痧板，帮助刮擦穴位，效果更好。

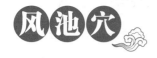

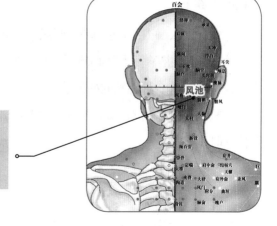

精准取穴

该穴位于后颈部，后头骨下，两条大筋外缘陷窝中，大概与耳垂齐平。

【按摩步骤】

（1）正坐，举臂抬肘，手肘大约与肩同高；

（2）屈肘向头，双手放在耳后，手掌心朝内，手指尖向上，四指轻轻扶住头（耳上）的两侧；

（3）用大拇指的指腹从下往上按揉穴位，有酸、胀、痛的感觉，重按时鼻腔还会有酸胀感；

（4）左右两穴位，每天早晚各按揉一次，每次按揉1～3分钟。

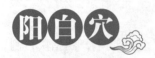

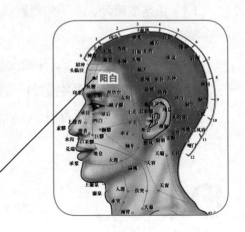

精准取穴

该穴位于人体的前额部，当瞳孔直上，眉上1寸。

【按摩步骤】

（1）正坐、仰靠或者仰卧，两只手举起，两手肘的肘尖支撑在桌面上；

（2）轻轻握拳，手掌心向下，用大拇指弯曲时的指节处，从内往外轻轻刮按穴位处，有一种特殊的酸痛感；

（3）左右两穴位，每天早晚各刮按一次，每次刮按1～3分钟，或者两侧穴位同时刮按。

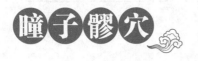

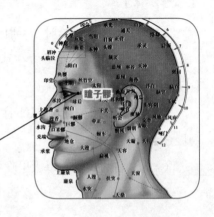

精准取穴

该穴位于人体的面部，眼睛外侧1厘米处。

【按摩步骤】

（1）正坐或者仰卧，两只手屈肘朝上，手肘弯曲并支撑在桌上，五指朝天，掌心向着自己；

（2）把两只手的大拇指放在头部旁侧，两手的大拇指相对用力，垂直按揉穴位，有酸、胀、痛的感觉；

（3）左右两穴位，每天早晚各按揉一次，每次按揉1～3分钟，或者两侧穴位同时按揉。

治疗良方

（1）制僵蚕三钱，广地龙三钱，制白附子三钱，全蝎粉一钱，水煎服，每日一剂可有效治疗面瘫。

（2）一枝黄花一两，加水煎，分两次服。

（3）鲜蓖麻子仁7个，捣烂，做成饼状，贴到与患侧相对的健康侧，注意药饼勿入眼内。

痛风

痛风是一种代谢性疾病，其病因是由于血液中尿酸浓度过高，形成尿酸结晶沉淀在组织中。一般情况下体质性因素、疲劳过度或饮食不当与痛风的发作都有着极为密切的关系。痛风在任何年龄、任何人群都可能发生，但最为常见的是40岁以上的中年男子，脑力劳动者、体胖者发病率也比较高。

【特效穴位】

关元穴 阴陵泉穴 命门穴 太白穴

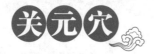

精准取穴

该穴位于人体的下腹部，前正中线上，当脐中下3寸（四指）处。

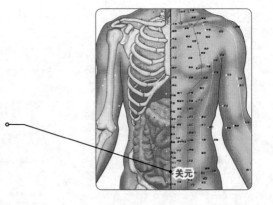

关元

【按摩步骤】

（1）正坐或仰卧，双手放在小腹上，手掌心朝下，用左手中指的指腹按压穴位，右手中指的指腹按压在左手中指的指甲上；

（2）用两手中指同时用力按揉穴位，有酸胀感；

（3）每天早晚左右手轮流按揉穴位，先左后右，每次按揉1~3分钟。

【叩痧步骤】

（1）正坐或站立；

（2）用手把腹部肉提起，用叩痧拍由轻至重逐渐增加力度，直至有痧出透，腹部有热感；

（3）若有红、黑、紫、硬皮等痧症出现，则应继续叩至痧完全出透（再叩此位置不再出痧，即为叩透）；

（4）待痧症完全消退后方可再次叩痧。

阴陵泉穴

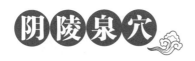

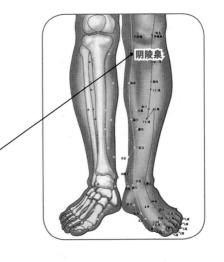

精准取穴

该穴位于小腿内侧，胫骨内侧髁后下方凹陷处。

【按摩步骤】

（1）正坐，将一只脚抬起，放在另一条腿的膝盖上；

（2）一只手轻轻握住膝下；

（3）大拇指弯曲，用大拇指的指尖从下往上用力按揉，会有刺痛和微酸的感觉；

（4）每天早晚各按揉一次，每次按揉1～3分钟。

【叩痧步骤】

（1）屈膝；

（2）用叩痧拍由轻到重拍打此穴3分钟；

（3）若有红、黑、紫、硬皮等痧症出现，则应继续叩至痧完全出透（再叩此位置不再出痧，即为叩透）；

（4）待痧症完全消退后方可再次叩痧。

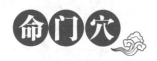

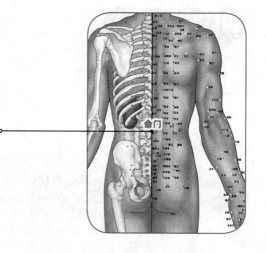

命门

精准取穴

该穴位于第二腰椎棘突下（两侧肋弓下缘、连线中点，一般与肚脐正中相对），即肚脐正后方处。

【按摩步骤】

（1）正坐或俯卧，两手伸到腰背后，大拇指在前，四指在后；

（2）用左手中指的指腹按住穴位，右手中指的指腹压在左手中指的指甲上；

（3）双手中指同时用力按揉穴位，有酸、胀和疼痛的感觉；

（4）左右手中指轮流在下按揉穴位，先左后右，每次按揉3～5分钟。

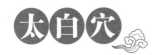

太白穴

该穴位于足内侧缘，足大趾本节（第一跖骨关节）后下方赤白肉际凹陷处。

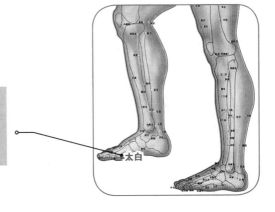

太白

【按摩步骤】

（1）把脚抬起，放在另外一条腿的大腿上，用另一侧手的大拇指按压脚的内侧缘，靠近足大趾的凹陷处，有酸胀感；

（2）用大拇指的指腹垂直按压穴位；

（3）左右两穴位，每天早晚各按压一次，每次按压1～3分钟。

控制体重，超重或肥胖者应该减轻体重。不过，减轻体重应循序渐进，否则容易导致酮症或痛风急性发作。

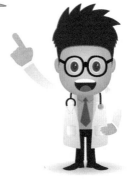

第四章 从头到脚，对症经络疏通

五官不适对症按摩

结膜炎

结膜炎是因为结膜经常与外界接触，受到外界的各种刺激和感染而引起的疾病。结膜炎主要分为急性结膜炎和慢性结膜炎两种。

急性结膜炎是由细菌感染引起的急性传染性眼病，俗称红眼或火眼，在中医上属天行赤眼范围。

慢性结膜炎是一种常见的慢性眼病，由于急性结膜炎没有彻底根治，或因风尘刺激、饮酒过度以及其他眼部疾病的刺激所引起。

【特效穴位】

曲差穴　少冲穴　睛明穴　阳溪穴　攒竹穴　肓俞穴

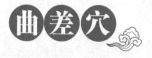

曲差穴

精准取穴

该穴位于人体的头部，前发际正中直上0.5寸，旁开1.5寸，神庭穴与头维穴连线的内1/3与中1/3交点处即是。

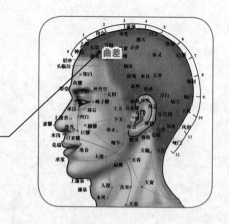

【按摩步骤】

（1）将一只手的手掌心朝面部，中间三指并拢，其他两指弯曲；

（2）无名指的指腹入前发际，放在发际的正中处，那么食指的指尖所在之处就是该穴位；

（3）用食指的指腹，以适当的力度按压穴位；

（4）可以左右分别按压两穴位，也可以两处穴位同时按压，每次每穴位按压1～3分钟。

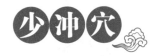

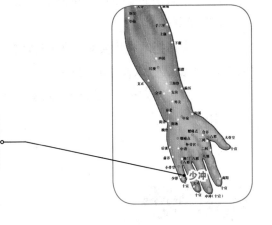

精准取穴

该穴位于小指末节桡侧，距指甲角0.1寸处即是。

【按摩步骤】

（1）正坐，手平伸，掌心向下，屈肘向内收；

（2）用另一只手轻握这只手的小指，大拇指弯曲，用指甲尖垂直掐按穴位，有刺痛感；

（3）先左后右，每日早晚各掐按一次，每次掐按3～5分钟。

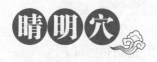

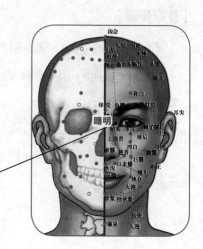

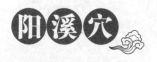

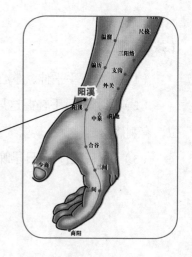

精准取穴

该穴位于人体的面部，距目内眦角上方0.1寸的凹陷处即是。

【按摩步骤】

（1）正坐，轻闭双眼；

（2）两只手的手肘撑在桌面上，双手的手指交叉，除大拇指外，其余八指的指尖朝上；

（3）大拇指的指甲尖轻轻掐按鼻梁旁边与内眼角的中点；在骨上轻轻前后刮揉，有酸、胀以及稍微刺痛的感觉；

（4）左右两穴位，每天分别刮揉一次，每次1～3分钟，也可以两侧穴位同时刮揉。

精准取穴

该穴位于腕背横纹桡侧，大拇指向上翘起时，在拇短伸肌腱与拇长伸肌腱之间的凹陷中。

【按摩步骤】

（1）将手掌侧放，大拇指伸直向上翘起，在腕背的桡侧，手腕横纹上侧有一凹陷处；

（2）用另一只手轻握手背，大拇指弯曲，用指甲垂直掐按穴位，会产生颇为酸胀的感觉；

（3）左右两穴位，每次各掐按1～3分钟。

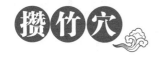

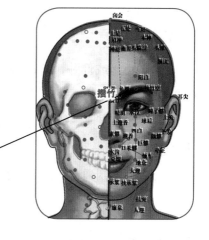

【按摩步骤】

（1）正坐，轻闭双眼，两手肘支撑在桌面上；

（2）双手的手指交叉，指尖向上，两个大拇指的指腹向上，由下往上向眉棱骨按压，轻按有痛、酸、胀的感觉；

（3）左右两穴位，每次各按压1～3分钟，也可以两侧穴位同时按压。注意：一般人取穴，是由面部直接按压在眉棱骨上，正确的方法应该是由下往上按压。

第四章 从头到脚，对症经络疏通

肓俞穴

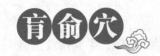

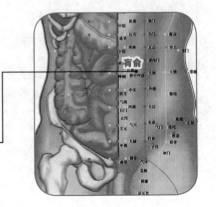

精准取穴

该穴位于人体的腹中部，当脐中旁开0.5寸处。

【按摩步骤】

（1）正坐或仰卧，举起两手，掌心向下，用中指的指尖垂直下按肚脐旁的穴位；

（2）深深地吸气，让腹部下陷，用中指的指尖稍稍用力按揉穴位，有热痛感；

（3）左右两穴位，每天早晚各按揉一次，每次1～3分钟。

治疗良方

（1）大黄一片，浸乳敷眼或将白及用人乳磨汁滴眼均可。还可用新鲜野菊叶一两煎成浓汤，澄清后洗眼。

（2）浮萍、野菊花叶、金银花、十大功劳叶（枸骨叶）任选一种，每次用八钱至一两，水煎服。

鼻炎

鼻炎的种类很多，大体上可分为急性鼻炎和慢性鼻炎。急性鼻炎是人们常说的伤风，如果反复发作或者受有害的刺激性气体长期影响就会导致慢性鼻炎。慢性鼻炎又有慢性单纯性鼻炎、肥大性鼻炎、过敏性鼻炎、萎缩性鼻炎之分。慢性鼻炎的一般症状是鼻子不通气，或两鼻孔交替出现通气不畅，此外还常伴有鼻涕较多（以黏液性、黏液脓性或脓性形式分泌）、嗅觉减退、头胀头昏等症状。

【特效穴位】

合谷穴　风池穴　列缺穴　神庭穴　大椎穴

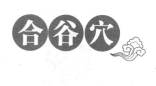

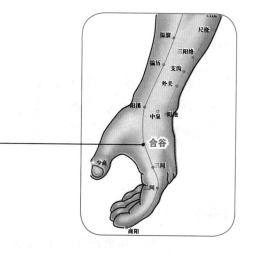

精准取穴

该穴位于手背第一、二掌骨间，第二掌骨桡侧的中点处。

【按摩步骤】

（1）一只手轻握空拳，大拇指和食指弯曲，两指的指尖轻触、立拳；

（2）另一只手掌轻轻握在拳头外，用大拇指的指腹垂直按压穴位，有酸、痛、胀的感觉；

（3）左右两穴位，每次各按压1～3分钟。

【叩痧步骤】

（1）一只手轻握空拳；

（2）用叩痧拍叩此穴1～3分钟；

（3）若有红、黑、紫、硬皮等痧症出现，则应继续叩至痧完全出透（再叩此位置不再出痧，即为叩透）；

（4）待痧症完全消退后方可再次叩痧。

风池穴

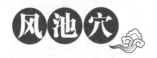

精准取穴

　　该穴位于后颈部，后头骨下，两条大筋外缘陷窝中，大概与耳垂齐平。

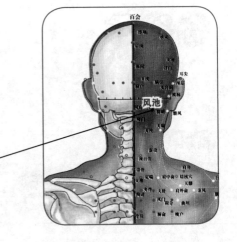

【按摩步骤】

（1）正坐，举臂抬肘，手肘大约与肩同高；

（2）屈肘向头，双手放在耳后，手掌心朝内，手指尖向上，四指轻轻扶住头（耳上）的两侧；

（3）用大拇指的指腹从下往上按揉穴位，有酸、胀、痛的感觉，重按时鼻腔还会有酸胀感；

（4）左右两穴位，每天早晚各按揉一次，每次按揉1～3分钟。

【叩痧步骤】

（1）正坐，低头；

（2）用叩痧拍由轻到重叩击拍打此穴3～5分钟；

（3）若有红、黑、紫、硬皮等痧症出现，则应继续叩至痧完全出透（再叩此位置不再出痧，即为叩透）；

（4）待痧症完全消退后方可再次叩痧。

列缺穴

精准取穴

> 该穴位于腕横纹上1.5寸。

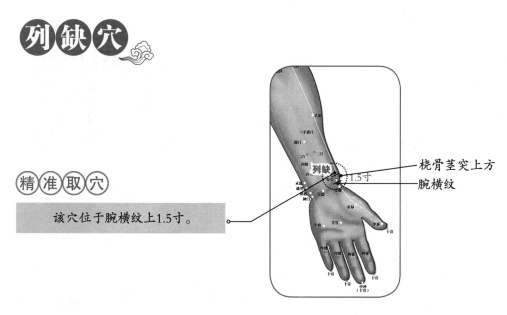

桡骨茎突上方
腕横纹
列缺
1.5寸

【按摩步骤】

（1）两只手的大拇指张开，左右两手的虎口接合成交叉形；

（2）右手食指压在左手的桡骨茎状突起的上部，食指尖到达的地方即穴位所在；

（3）用食指的指腹按揉，或者用食指的指甲尖掐按穴位，有酸痛或酥麻的感觉；

（4）先左后右，每次各揉（掐）按1～3分钟。

【叩痧步骤】

（1）侧臂桡侧向上；

（2）用叩痧拍叩击此穴1～3分钟；

（3）若有红、黑、紫、硬皮等痧症出现，则应继续叩至痧完全出透（再叩此位置不再出痧，即为叩透）；

（4）待痧症完全消退后方可再次叩痧。

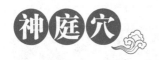

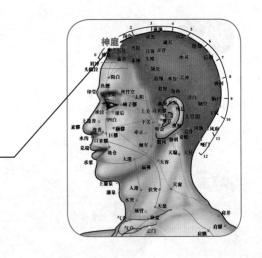

精准取穴

该穴位于人体的头部，当前发际正中直上0.5寸。

【按摩步骤】

（1）正坐或仰卧，双手举过头，手掌心朝下，手掌放松，自然弯曲，手指尖下垂，大约呈瓢状，中指指尖触碰的部位就是该穴位；

（2）左右手的中指的指尖垂直，相并放在穴位上，指甲或指背轻触；

（3）用双手中指的指尖按揉穴位，或者用指甲尖掐按穴位；

（4）每次按揉3～5分钟。

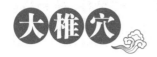

大椎穴

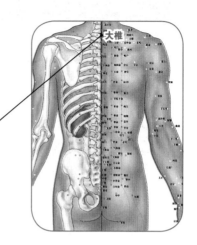

精准取穴

该穴位于人体的颈部下端，第七颈椎棘突下凹陷处。

【按摩步骤】

（1）正坐或俯卧，左手伸到肩后反握对侧颈部，虎口向下，四指扶右侧颈部，指尖向前；

（2）大拇指的指尖向下，用指腹或指尖按揉穴位，有酸痛和胀麻的感觉；

（3）先左后右，每次各按揉1～3分钟；

（4）或者请他人屈起食指，或者用刮痧板，帮助刮擦穴位，效果更好。

治疗良方

（1）慢性单纯性鼻炎，可用10%大蒜液滴鼻，要达到咽部，效果较好。

（2）过敏性鼻炎，可用鹅不食草干粉制成的25%软膏涂鼻腔，有一定的效果。

（3）萎缩性鼻炎患者应多接受日光照射，常食含有维生素A的胡萝卜以及富含其他多种维生素的食物。

慢性咽炎

慢性咽炎是一种由慢性感染所引起的弥散性的咽部病变，该病病程发展缓慢，常与邻近器官或全身性疾病并存，如急性咽炎反复发作、鼻炎、副鼻窦炎、扁桃体炎等，有时过度吸烟、饮酒等不良习惯慢慢刺激鼻咽部，也会引起慢性咽炎。患者会感到咽部干燥不适，有异物感，或胀痛感，还会有咽部干燥、灼热、发痒、声音沙哑、咽部黏膜充血或增厚等症状。

【特效穴位】

孔最穴　太渊穴　少商穴　少泽穴　商阳穴

孔最穴

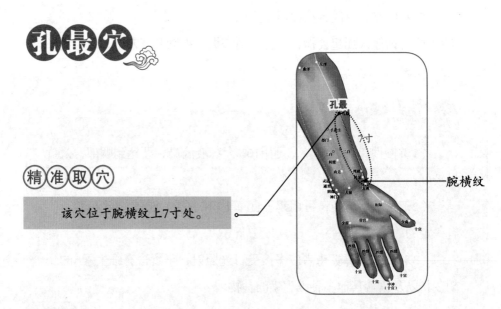

精准取穴

该穴位于腕横纹上7寸处。

腕横纹

【按摩步骤】

（1）手臂向前，仰掌向上，以另一只手握住手臂中段处；

（2）用大拇指指甲垂直下压按揉穴位，有强烈的酸痛感；

（3）先左后右，每次各按揉1～3分钟。

【叩痧步骤】

（1）手臂向前，仰掌向上；

（2）在本穴位置匀力、匀速叩击拍打到痧出；

（3）若有红、黑、紫、硬皮等痧症出现，则应继续叩至痧完全出透（再叩此位置不再出痧，即为叩透）；

（4）待痧症完全消退后方可再次叩痧。

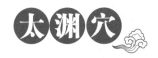

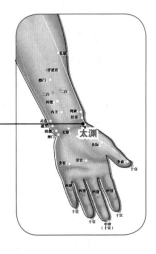

精准取穴

该穴位于腕掌侧横纹桡侧，桡动脉搏动处。

【按摩步骤】

（1）正坐，手臂前伸，手掌心朝上；

（2）用一只手的手掌轻轻握住另一只手；

（3）握住手臂的那只手，大拇指弯曲，用大拇指的指腹和指甲尖垂直方向轻轻掐按穴位，有酸胀感；

（4）左右两穴位，每次各掐按1～3分钟。

【叩痧步骤】

（1）手臂前伸，手掌心朝上；

（2）用叩痧拍轻轻叩击、拍打此穴3～5分钟；

（3）若有红、黑、紫、硬皮等痧症出现，则应继续叩至痧完全出透（再叩此位置不再出痧，即为叩透）；

（4）待痧症完全消退后方可再次叩痧。

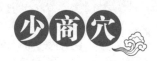

少商穴

精准取穴

该穴位于双手拇指末节桡侧，距指甲角0.1寸处。

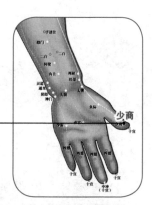

【按摩步骤】

（1）将大拇指伸出；

（2）用另一只手的食指和中指轻轻握住此大拇指；

（3）另一只手的大拇指弯曲，用指甲的甲尖垂直掐按，有刺痛感；

（4）先左后右，每次各掐按1～3分钟。

此穴位于指甲边处，适合点按，不适合叩痧。

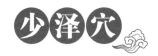

少泽穴

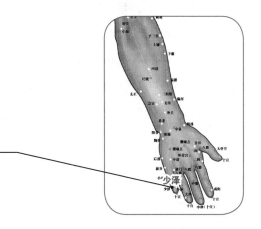

精准取穴

　　该穴位于小指尺侧，距指甲角0.1寸处。

【按摩步骤】

（1）一只手的掌背向上、掌面向下；

（2）用另一只手轻握，大拇指弯曲，用指甲尖垂直下压；

（3）轻轻掐按此穴位，有强烈的刺痛感；

（4）左右两穴位，每次各掐按1～3分钟。

此穴不适合叩痧。

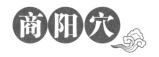

商阳穴

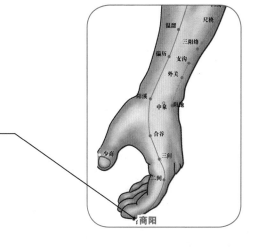

精准取穴

　　该穴位于食指末节桡侧，距指甲角0.1寸处。

【按摩步骤】

（1）采用正坐的姿势；

（2）用右手轻轻握住左手的食指，左手的手掌背朝上，手掌心朝下；

（3）右手的大拇指弯曲，用指甲尖沿垂直方向，掐按靠着拇指旁侧的穴位，有一种特殊的刺痛感；

（4）左右两穴位，每次各掐按1～3分钟。注意：轻轻掐按，并不需要用大力气。

治 疗 良 方

（1）新鲜的萝卜菜适量，捣汁服，或干萝卜菜，煎汤服，长期坚持效果甚佳。

（2）中成药苦胆草片，每次 4～6片，每日三次，饭后服，或左金丸，每次一钱，每日三次，对慢性咽炎均有很好的疗效。

牙痛

牙痛是临床中常见的一种口腔疾病。其表现为：牙龈红肿、遇冷热刺激痛、面颊部肿胀等。牙痛大多是由牙龈炎和牙周炎、龋齿（蛀牙）或折裂牙而导致牙髓（牙神经）感染所引起的。中医认为牙痛是由外感风邪、胃火炽盛、肾虚火旺、虫蚀牙齿等原因所致。其中牙龈炎是常见的牙周组织疾病，是由于不注意口腔卫生，牙齿受到牙齿周围食物残渣、细菌等物结成的软质的牙垢和硬质的牙石的长期刺激以及不正确的刷牙习惯，维生素缺乏等原因所致。中医临床中多采用疏通阳明经，同时配以滋阴泻火的方法予以治疗。

【特效穴位】

列缺穴 翳风穴 三间穴 内庭穴 液门穴 少海穴

列缺穴

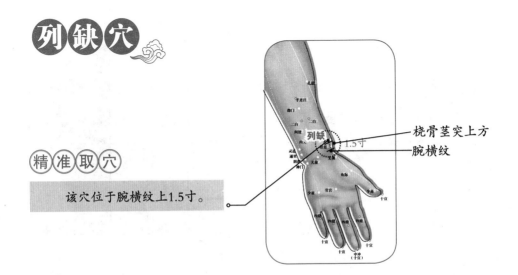

桡骨茎突上方

腕横纹

精准取穴

该穴位于腕横纹上1.5寸。

【按摩步骤】

（1）两只手的大拇指张开，左右两手的虎口接合成交叉形；

（2）右手食指压在左手的桡骨茎状突起的上部，食指尖到达的地方即穴位所在；

（3）用食指的指腹按揉，或者用食指的指甲尖掐按穴位，有酸痛或酥麻的感觉；

（4）先左后右，每次各揉（掐）按1～3分钟。

【叩痧步骤】

（1）伸手臂，拇指朝上；

（2）用叩痧工具叩击此穴3～5分钟；

（3）若有红、黑、紫、硬皮等痧症出现，则应继续叩至痧完全出透（再叩此位置不再出痧，即为叩透）；

（4）待痧症完全消退后方可再次叩痧。

翳风穴

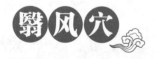

精准取穴

该穴位于耳垂下方，耳垂后凸出骨下方与下颌骨之间的凹陷处。

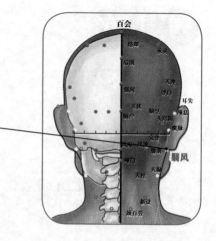

【按摩步骤】

（1）正坐；

（2）用中指点按揉1～3分钟；

（3）咬住痛的牙，用力点按后咳出污物。

【叩痧步骤】

（1）正坐或站立，低头；

（2）用叩痧拍叩击此穴1～5分钟；

（3）若有红、黑、紫、硬皮等痧症出现，则应继续叩至痧完全出透（再叩此位置不再出痧，即为叩透）；

（4）待痧症完全消退（3～5天）方可再次叩痧。

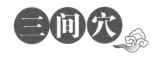

三间穴

精准取穴

该穴位于第二掌指关节后，第二掌骨小头上方处。

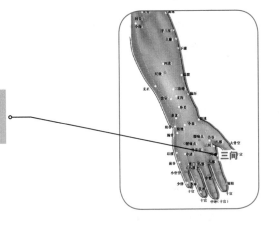

【按摩步骤】

（1）一只手平放，稍稍侧立；

（2）用另一只手轻轻握住，大拇指弯曲，用指甲尖垂直掐按穴位，有酸痛感；

（3）左右两穴位，每次各掐按1～3分钟。

【叩痧步骤】

（1）一只手平放，稍稍侧立，十指桡侧朝上；

（2）用叩痧拍，匀力、匀速拍打此穴3～5分钟；

（3）若有红、黑、紫、硬皮等痧症出现，则应继续叩至痧完全出透（再叩此位置不再出痧，即为叩透）；

（4）待痧症完全消退后方可再次叩痧。

内庭穴

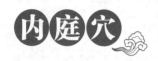

（精）（准）（取）（穴）

该穴位于足背第二、三趾间缝纹端处。

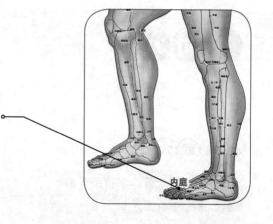

【按摩步骤】

（1）正坐，屈膝，把脚抬起，放在另一条腿上；

（2）把对侧手的四指放在脚掌底部，托着脚，大拇指放在脚背；

（3）弯曲大拇指，用指尖下压按揉穴位，有胀痛感；

（4）先左后右，每天早晚各按揉一次，每次各按揉1～3分钟。

【叩痧步骤】

（1）脚掌侧放，脚趾分开；

（2）用叩痧拍轻轻叩击此穴1～3分钟；

（3）若有红、黑、紫、硬皮等痧症出现，则应继续叩至痧完全出透（再叩此位置不再出痧，即为叩透）；

（4）待痧症完全消退后方可再次叩痧。

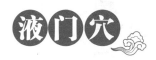

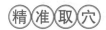

该穴位于人体的手背部，当第四、五指间，指蹼缘后方赤白肉际处。

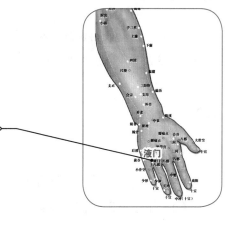

【按摩步骤】

（1）正坐，伸手屈肘，朝着自己的胸前，手掌心向下；

（2）轻轻握拳，用另外一只手轻轻扶住小指侧的掌心处，大拇指弯曲，用指尖或者指甲尖垂直掐按穴位，有酸胀感；

（3）先左后右，每天早晚各掐按一次，每次掐按1～3分钟。

【叩痧步骤】

（1）正坐，伸手屈肘，手掌心向下，半握拳；

（2）用叩痧拍轻轻拍打此穴1～3分钟；

（3）若有红、黑、紫、硬皮等痧症出现，则应继续叩至痧完全出透（再叩此位置不再出痧，即为叩透）；

（4）待痧症完全消退后方可再次叩痧。

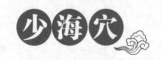

少海穴

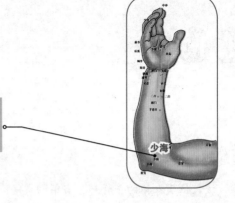

精准取穴

屈肘，肘横纹内侧端与肱骨内上髁连线的中点处即是。

【按摩步骤】

（1）正坐、抬手，手肘略屈，手掌向上；

（2）用一只手轻握另一只手的肘尖，四指在外，用大拇指的指腹按压内肘尖的内下侧、横纹内侧端的凹陷处，有酸痛感；

（3）用同样的方法按压另一侧穴位；

（4）每天早晚左右两穴各按压一次，每次按压1～3分钟。

【叩痧步骤】

（1）正坐，侧手臂轻抬起，手心向上；

（2）用叩痧拍叩击此穴1～3分钟；

（3）若有痧点应继续叩至痧完全出透；

（4）待痧症完全消退后方可再次叩痧。

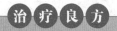

治疗良方

（1）七叶一枝花三钱，烧酒二两，浸3～5天备用。牙痛时用药棉蘸药酒少量，搽患牙，可止痛。

（2）白英三钱，煎汁，加蜂蜜适量，冲服。

口臭

大部分人意识到自己口臭后往往是嚼一颗口香糖了事，这是一种治标不治本的方法。其实，口臭是身体发出的警讯，不可忽视。胃肠功能失调、脾胃湿热、肠道宿食积滞、便秘等均可引起口臭。另外，喜欢吃辛辣刺激的食物、长期吸烟饮酒、经常熬夜导致肾阴亏虚者，也容易出现口臭。

【特效穴位】

大陵穴　劳宫穴　水沟穴　中脘穴

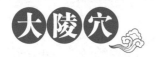

精准取穴

　　该穴位于腕掌横纹的中点处，当掌长肌腱与桡侧腕屈肌腱之间。

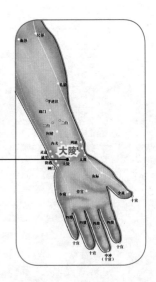

【按摩步骤】

　　（1）正坐，手平伸，手掌心向上；

（2）轻轻握拳，用另一只手握住手腕处，四指在外，大拇指弯曲，用指尖或者指甲尖垂直掐按穴位，有刺痛感；

（3）先左后右，每天早晚各掐按一次，每次掐按1～3分钟。

【叩痧步骤】

（1）手臂平伸，手心朝上，手指向下方伸展（仰掌）；

（2）用叩痧拍轻轻叩击此穴1～3分钟；

（3）若有痧出，痧消退后可再次叩痧。

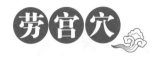

劳宫穴

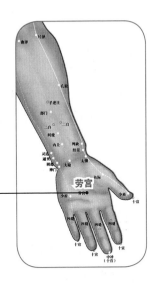

精准取穴

　　该穴位于第二、三掌骨之间，偏于第三掌骨，中指所对应的掌心的位置即是。

【按摩步骤】

（1）正坐，手平伸，微屈约45°，手掌心向上；

（2）轻轻握掌，中指尖所指掌心部位即是该穴位；

（3）用另一手轻握，四指放在手背上，大拇指弯曲，用指甲尖垂直掐按穴位，有刺痛感；

（4）先左后右，每天早晚各掐按一次，每次1～3分钟。

【叩痧步骤】

（1）正坐，手伸平；

（2）用叩痧工具轻轻叩3分钟；

（3）若有红、黑、紫、硬皮等痧症出现，则应继续叩至痧完全出透（再叩此位置不再出痧，即为叩透）；

（4）待痧症完全消退后方可再次叩痧。

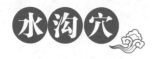

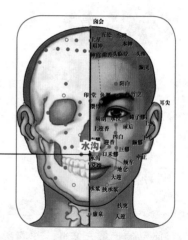

精准取穴

该穴位于人体的面部，当人中沟的上1/3与中1/3交点处。

【按摩步骤】

（1）正坐或仰卧，伸出左手或者右手放在面前，五指朝上，手掌心向内，食指弯曲放在鼻沟中上部，此部位就是该穴位；

（2）食指弯曲，用指尖按揉穴位，有刺痛感；

（3）先左后右，每次各按揉1～3分钟，如果急救就用指甲掐按1～3分钟。

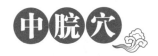

中脘穴

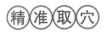

精准取穴

该穴位于胸骨下端和肚脐连接线中点或当脐中上4寸处。

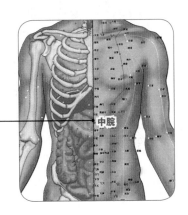

中脘

【按摩步骤】

（1）正坐或仰卧，双手放在小腹上，手掌心朝下，用左手中指的指腹按压穴位，右手中指的指腹按压在左手中指的指甲上；

（2）用两手中指同时用力按揉穴位，有酸胀感；

（3）每天早晚各按揉1～3分钟。

【叩痧步骤】

（1）站立或正坐；

（2）用一只手提起上腹部；

（3）若有红、黑、紫、硬皮等痧症出现，则应继续叩至痧完全出透（再叩此位置不再出痧，即为叩透）；

（4）待痧症完全消退后方可再次叩痧。

第四章　从头到脚，对症经络疏通

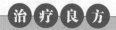

治疗良方

（1）甘草、香菜可以治疗口臭：取甘草30片，苹果一个切成块，香菜20棵，一起下锅（砂锅），放两碗半水煎成一碗左右。弃渣取其汁，稍凉后加入适量蜂蜜即可饮用。一天一次，连服5天。

（2）每日起床后，先喝一杯加柠檬片的水，不但能祛除口臭，而且有清除宿便、排毒的功效。饭前喝柠檬片加水，也能有效缓解口臭。

（3）精油疗法：茶树精油、薄荷精油或者薰衣草精油，依据个人喜好，选择一款，只需要一滴，将其倒入漱口水中，饭后用其漱口，对于口臭有很好的疗效。

肠胃不适对症按摩

食欲不振

食欲不振通常可由多种原因引起，如上班族由于疲劳或精神紧张，可能导致暂时性食欲不振，这属于比较轻微的症状；过食、过饮、运动量不足、慢性便秘，也是引起食欲不振的因素，但要注意一些潜藏的危机，诸如无缘无故的食欲不振、连续不断的食欲不振等；除此之外，引起食欲不振还可能是疾病因素，中医学认为脾主运化，胃主受纳，脾虚则运化失职，胃虚则不思饮食。食欲不振通常会让人直接联想到脾胃问题，如慢性胃炎、胃溃疡、胃癌，都有可能出现这样的症状。肝病的初期症状也会引发长期食欲不振。

【特效穴位】

足三里穴　公孙穴　中脘穴

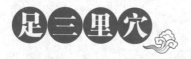

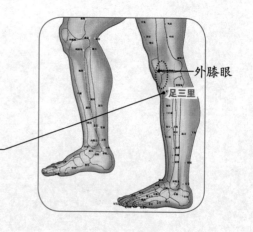

精准取穴

该穴位于外膝眼下3寸，距胫骨前嵴1横指，当胫骨前肌上。

外膝眼

足三里

【按摩步骤】

（1）正坐，屈膝90°；

（2）除大拇指外，其余四指并拢，放在外膝眼直下四横指处；

（3）用中指的指腹垂直用力按压，有酸痛、胀、麻的感觉，并因人的不同感觉向上或向下扩散；

（4）左右两穴位，每天早晚各按揉一次，每次按揉1~3分钟。

【叩痧步骤】

（1）腿伸直；

（2）用叩痧拍匀速匀力叩击此穴；

（3）若有红、黑、紫、硬皮等痧症出现，则应继续叩至痧完全出透（再叩此位置不再出痧，即为叩透）；

（4）待痧症完全消退后方可再次叩痧。

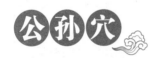

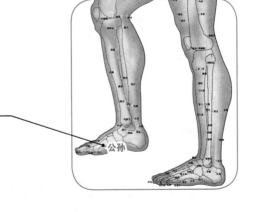

精准取穴

该穴位于足内侧第一跖骨基底部前下缘，第一趾关节后1寸处。

【按摩步骤】

（1）正坐，将左脚抬起，放在右腿上；

（2）用右手轻握左脚背，大拇指弯曲；

（3）指尖垂直按揉穴位，有酸、麻、痛的感觉；

（4）左右两穴位，每天早晚各按揉一次，每次按揉1～3分钟。

【叩痧步骤】

（1）脚侧放，内侧朝上；

（2）用叩痧工具叩击1～3分钟；

（3）若有红、黑、紫、硬皮等痧症出现，则应继续叩至痧完全出透（再叩此位置不再出痧，即为叩透）；

（4）待痧症完全消退后方可再次叩痧。

中脘穴

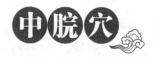

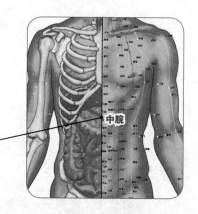

精准取穴

该穴位于胸骨下端和肚脐连接线中点或当脐中上4寸处。

【按摩步骤】

（1）正坐或仰卧，双手放在小腹上，手掌心朝下，用左手中指的指腹按压穴位，右手中指的指腹按压在左手中指的指甲上；

（2）用两手中指同时用力按揉穴位，有酸胀感；

（3）每天早晚各按揉1～3分钟。

【叩痧步骤】

（1）站立或正坐；

（2）用一只手提起上腹部；

（3）若有红、黑、紫、硬皮等痧症出现，则应继续叩至痧完全出透（再叩此位置不再出痧，即为叩透）；

（4）待痧症完全消退后方可再次叩痧。

腹痛

腹痛可见于多种疾病，情况十分复杂。各种原因引起的腹腔内外器官的病变，从而导致的疼痛都可以叫作腹痛。这里主要指的是由于腹部受到寒邪入侵，或者由压力、疲劳、体质虚弱等所引起的腹痛。这种腹痛，通过按摩经穴可以减轻疼痛症状。一旦出现腹部剧烈疼痛，则可能是脏腑病变，一定要立即就诊。

【特效穴位】

神阙穴　阴陵泉穴　公孙穴　归来穴

神阙穴

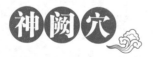

该穴位于人体的腹中部，脐中央。

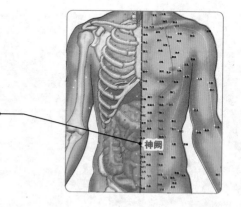

神阙

【按摩步骤】

（1）正坐或仰卧，双手轻搓直至微热，用左手手掌的掌心对准肚脐，覆盖在肚脐上，右手手掌的掌心向下，覆盖在左手的掌背上；

（2）双手的手掌同时用力按揉穴位，有酸痛感；

（3）每天早晚左右手轮流在下按揉穴位，先左后右，每次按揉1~3分钟。

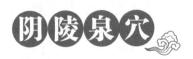

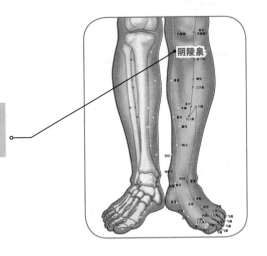

精准取穴

该穴位于小腿内侧，胫骨内侧踝后下方凹陷处。

【按摩步骤】

（1）正坐，将一只脚抬起，放在另一条腿的膝盖上；

（2）一只手轻轻握住膝下；

（3）大拇指弯曲，用大拇指的指尖从下往上用力按揉，会有刺痛和微酸的感觉；

（4）每天早晚各按揉一次，每次按揉1~3分钟。

【叩痧步骤】

（1）屈膝；

（2）用叩痧工具由轻到重拍打此穴；

（3）若有红、黑、紫、硬皮等痧症出现，则应继续叩至痧完全出透（再叩此位置不再出痧，即为叩透）；

（4）待痧症完全消退后方可再次叩痧。

第四章　从头到脚，对症经络疏通

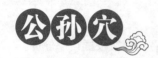

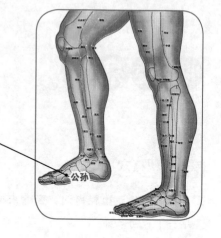

该穴位于足内侧第一跖骨基底部前下缘，第一趾关节后1寸处。

公孙

【按摩步骤】

（1）正坐，将左脚抬起，放在右腿上；

（2）用右手轻握左脚背，大拇指弯曲；

（3）指尖垂直按揉穴位，有酸、麻、痛的感觉；

（4）左右两穴位，每天早晚各按揉一次，每次按揉1～3分钟。

【叩痧步骤】

（1）侧脚，内侧向上；

（2）用叩痧工具轻叩此穴1～3分钟；

（3）若有痧症出现，待痧症完全出透后方可再次叩痧。

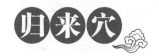

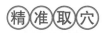

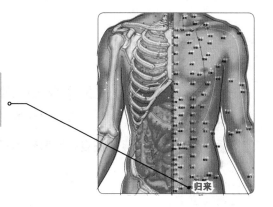

该穴位于人体的下腹部，当脐中下4寸，距前正中线2寸处。

【按摩步骤】

（1）仰卧或正坐；

（2）举起双手，用食指、中指、无名指的指腹垂直按下腹部两侧穴位处；

（3）中指稍微用力，由内向外按揉，有微微的刺痛和胀的感觉；

（4）每天早晚各按揉一次，每次按揉1～3分钟。

【叩痧步骤】

（1）站位，腹部用手提捏起此穴位位置；

（2）用叩痧拍拍打此穴3分钟；

（3）若有红、黑、紫、硬皮等痧症出现，则应继续叩至痧完全出透（再叩此位置不再出痧，即为叩透）；

（4）待痧症完全消退后方可再次叩痧。

第四章 从头到脚，对症经络疏通

腹泻

腹泻又称泄泻，是指排便次数明显超过平日习惯的频率，粪质稀薄或完谷不化，甚至泻出如水样等症状。腹泻还常伴有排便急迫感、肛门不适、失禁等症状。本病夏秋季节较为多发，易反复发作。

【特效穴位】

长强穴　隐白穴　三阴交穴　血海穴

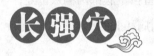

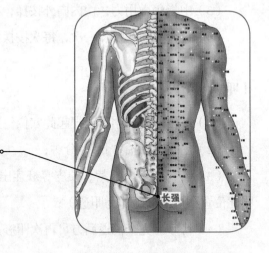

精准取穴

该穴位于人体的尾骨端下，当尾骨端与肛门连线的中点处。

长强

【按摩步骤】

（1）正坐，上身前俯，左手伸到臀后；

（2）用中指用力按揉穴位，便秘、腹泻或者有痔疮的人，会感到酸胀感，同时会感觉酸胀感向体内和四周扩散；

（3）每天分别用左右两手各按揉1～3分钟，先左后右。

【叩痧步骤】

（1）正坐，上身前俯，使长强穴可以外露；

（2）轻轻叩击3分钟；

（3）若有红、黑、紫、硬皮等痧症出现，则应继续叩至痧完全出透（再叩此位置不再出痧，即为叩透）；

（4）待痧症完全消退后方可再次叩痧。

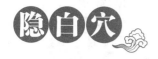

隐白穴

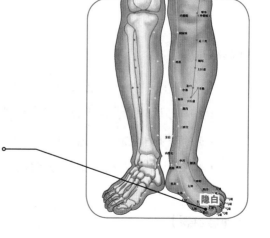

精准取穴

该穴位于足大趾内侧，趾甲角旁0.1寸处。

【按摩步骤】

（1）正坐，把脚抬起，放在另一条大腿上；

（2）用另一侧手的大拇指的指甲垂直掐按穴位，有刺痛感；

（3）左右两穴位，每天早晚各掐按一次，每次掐按1～3分钟。

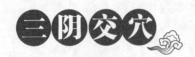

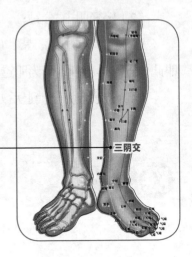

三阴交

精准取穴

小腿内侧，足内踝尖上3寸，胫骨内侧缘后方。

【按摩步骤】

（1）正坐，抬起一只脚，放置在另一条腿上；

（2）一只手的大拇指除外，其余四指轻轻握住内踝尖；

（3）大拇指弯曲，用指尖垂直按压胫骨后缘，会有强烈的酸痛感；

（4）每天早晚各按一次，每次揉按1～3分钟。

【叩痧步骤】

（1）正坐屈膝；

（2）用叩痧拍匀力叩击此穴3～5分钟；

（3）若有红、黑、紫、硬皮等痧症出现，则应继续叩至痧完全出透（再叩此位置不再出痧，即为叩透）；

（4）待痧症完全消退后方可再次叩痧。

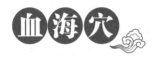

血海穴

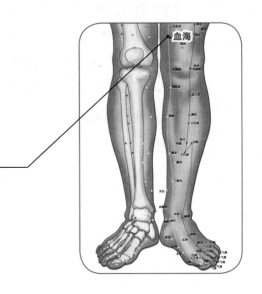

精准取穴

该穴位于大腿内侧，髌底内侧端上2寸，股四头肌内侧头的隆起处。

【按摩步骤】

（1）正坐，抬起左脚，放在右腿的膝盖上；

（2）用右手掌按住左膝，食指、中指等四指放在膝上，大拇指放在膝盖内侧上方、弯曲，用大拇指的指尖按揉穴位，有胀、酸、微痛的感觉；

（3）左右两穴位，每天早晚各按揉一次，每次按揉3～5分钟。

【叩痧步骤】

（1）正坐，垂足；

（2）在此穴轻轻叩击拍打3～5分钟；

（3）若有红、黑、紫、硬皮等痧症出现，则应继续叩至痧完全出透（再叩此位置不再出痧，即为叩透）；

（4）待痧症完全消退后方可再次叩痧。

第四章 从头到脚，对症经络疏通 〈〈〈

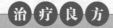治疗良方

（1）腹泻患者一般可食用粥、米汤、面条等易消化的食物，宜多饮淡盐水。如有脱水者，应及时补充水分。

（2）可选用马齿苋、铁苋菜、凤尾草、辣蓼、鸡眼草、地锦草等，各一两，水煎服。这些草药对于急性腹泻的效果较好，对于细菌性痢疾也有很好的疗效。

急性肠胃炎

急性肠胃炎是胃肠黏膜的急性炎症，临床上常表现为腹痛、腹泻、发热、恶心、呕吐等症状。本病常见于夏秋季，多由于饮食不当，暴饮暴食，或食入生冷腐馊、秽浊不洁的食物。

【特效穴位】

内庭穴　盲俞穴　太冲穴　足三里穴

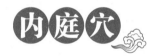

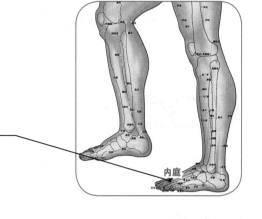

内庭

精准取穴

该穴位于足背第二、三趾间缝纹端处。

【按摩步骤】

（1）正坐，屈膝，把脚抬起，放在另一条腿上；

（2）把对侧手的四指放在脚掌底部，托着脚，大拇指放在脚背上；

（3）弯曲大拇指，用指尖下压按揉穴位，有胀痛感；

（4）先左后右，每天早晚各按揉一次，每次1～3分钟。

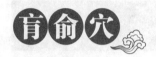

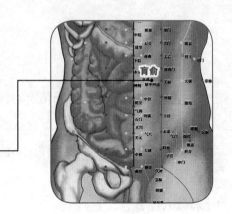

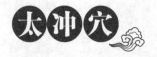

该穴位于人体的腹中部，当脐中旁开0.5寸处。

【按摩步骤】

（1）正坐或仰卧，举起两手，掌心向下，用中指的指尖垂直下按肚脐旁的穴位；

（2）深深地吸气，让腹部下陷，用中指的指尖稍稍用力按揉穴位，有热痛感；

（3）左右两穴位，每天早晚各按揉一次，每次1～3分钟。

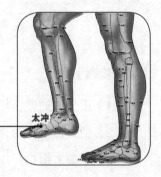

该穴位于人体脚背部第一、二跖骨接合部之前凹陷处。

【按摩步骤】

（1）正坐，垂足，屈左膝，把脚举起放在座椅上、臀前，举起左手，手掌朝下放在脚背上，中指弯曲，中指的指尖所在的部位就是该穴；

（2）用食指和中指的指尖从下往上垂直按揉，有胀、酸、痛感；

（3）先左后右，每次各按揉3～5分钟。

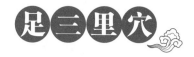

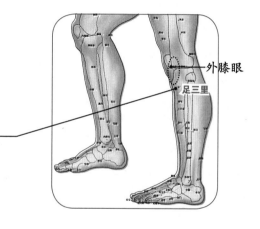

外膝眼

足三里

精准取穴

该穴位于外膝眼下3寸，距胫骨前嵴1横指，当胫骨前肌上。

【按摩步骤】

（1）正坐，屈膝90°；

（2）除大拇指外，其余四指并拢，放在外膝眼直下四横指处；

（3）用中指的指腹垂直用力按压，有酸痛、胀、麻的感觉，并因人的不同感觉向上或向下扩散；

（4）左右两穴位，每天早晚各按揉一次，每次按揉1～3分钟。

【叩痧步骤】

（1）腿伸直；

（2）用叩痧拍匀速、匀力叩击此穴；

（3）若有红、黑、紫、硬皮等痧症出现，则应继续叩至痧完全出透（再叩此位置不再出痧，即为叩透）；

（4）待痧症完全消退后方可再次叩痧。

慢性胃炎

慢性胃炎是指由多种病因所致的胃黏膜慢性炎性病变。本病十分常见，成因一般认为来自三个方面：一是由急性胃炎转变而来；二是由其他疾病引起的续发炎症，如溃疡病、胃癌、胃扩张、胃下垂等；三是由饮食无节制、爱吃生冷辛辣、长期饮酒、过度吸烟、精神刺激等因素诱发所致。慢性胃炎患者经常会在中上腹有恶心、呕吐、饱胀、隐痛、灼烧感、嗳气等症状，并且进食可能会使上述症状加重。

【特效穴位】

足三里穴　内关穴　公孙穴　合谷穴　丰隆穴

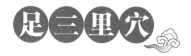

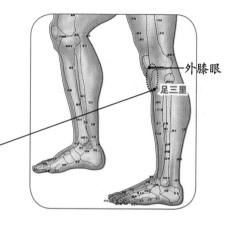

外膝眼

足三里

精准取穴

该穴位于外膝眼下3寸，距胫骨前嵴1横指，当胫骨前肌上。

【按摩步骤】

（1）正坐，屈膝90°；

（2）除大拇指外，其余四指并拢，放在外膝眼直下四横指处；

（3）用中指的指腹垂直用力按压，有酸痛、胀、麻的感觉，并因人的不同感觉向上或向下扩散；

（4）左右两穴位，每天早晚各按揉一次，每次按揉1～3分钟。

【叩痧步骤】

（1）站立、腿伸直；

（2）用叩痧工具轻轻叩击此穴1～3分钟；

（3）若有红、黑、紫、硬皮等痧症出现，则应继续叩至痧完全出透（再叩此位置不再出痧，即为叩透）；

（4）待痧症完全消退后方可再次叩痧。

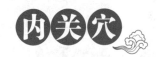

内关穴

精准取穴

　　该穴位于前臂正中，腕横纹上2寸，在桡侧屈腕肌腱同掌长肌腱之间。

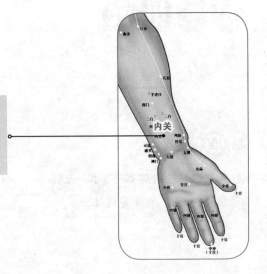

【按摩步骤】

（1）正坐，手平伸，掌心向上；

（2）轻轻握拳，手腕后隐约可见两条筋；

（3）用另外一只手轻轻握住手腕后，大拇指弯曲，用指尖或指甲尖垂直掐按穴位，有酸、胀和微痛的感觉；

（4）先左后右，每天早晚各掐按1～3分钟。

【叩痧步骤】

（1）手伸平，掌心向上；

（2）用叩痧工具轻轻叩击此穴1～3分钟；

（3）若有红、黑、紫、硬皮等痧症出现，则应继续叩至痧完全出透（再叩此位置不再出痧，即为叩透）；

（4）待痧症完全消退后方可再次叩痧。

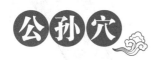

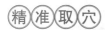

该穴位于足内侧第一跖骨基底部前下缘，第一趾关节后1寸处。

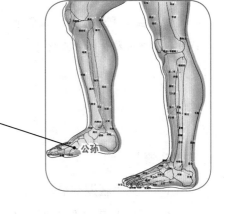

【按摩步骤】

（1）正坐，将左脚抬起，放在右腿上；

（2）用右手轻握左脚背，大拇指弯曲；

（3）指尖垂直按揉穴位，有酸、麻、痛的感觉；

（4）左右两穴位，每天早晚各按揉一次，每次按揉1～3分钟。

【叩痧步骤】

（1）脚侧放，内侧向上；

（2）用叩痧工具轻轻叩击此穴1～3分钟；

（3）若有红、黑、紫、硬皮等痧症出现，则应继续叩至痧完全出透（再叩此位置不再出痧，即为叩透）；

（4）待痧症完全消退后方可再次叩痧。

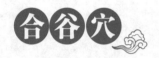

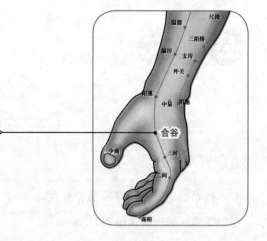

　　该穴位于手背第一、二掌骨间，第二掌骨桡侧的中点处。

【按摩步骤】

（1）一只手轻握空拳，大拇指和食指弯曲，两指的指尖轻触、立拳；

（2）另一只手掌轻轻握在拳头外，用大拇指的指腹垂直按压穴位，有酸、痛、胀的感觉；

（3）左右两穴位，每次各按压1～3分钟。

【叩痧步骤】

（1）一只手握空拳；

（2）用叩痧拍轻轻拍打此穴1～3分钟；

（3）若有红、黑、紫、硬皮等痧症出现，则应继续叩至痧完全出透（再叩此位置不再出痧，即为叩透）；

（4）待痧症完全消退后方可再次叩痧。

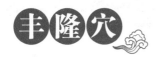

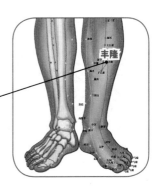

该穴位于外踝尖上8寸，条口穴外1寸，胫骨前嵴外2横指处。

【按摩步骤】

（1）正坐、屈膝、垂足；

（2）按取外膝眼到外踝尖连线中点；

（3）用食指、中指、无名指的指腹按压（中指用力）穴位，有酸痛感；

（4）每天早晚各按揉一次，每次1～3分钟。

【叩痧步骤】

（1）正坐或站立；

（2）用叩痧拍叩击此穴3～5分钟；

（3）若有痧症出现，且痧症过大可以热敷20分钟；

（4）待痧症完全消退后可再次叩痧。

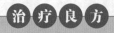

治疗良方

（1）炙甘草一钱，橘皮三钱，水煎服，加蜂蜜一汤匙，每日分两次服，连服35天。

（2）广木香五钱，五灵脂一两，共同研成细末，每次服一钱，每日2～3次，温开水送服。

（3）每日早晨饮1～2杯温热的淡盐水，有助于清洁胃黏膜，减轻炎症。

便秘

便秘是指大便秘结不通，排便时间延长，或欲大便而艰涩不畅的一种病症。引起便秘的原因有很多，例如，饮食过于精细缺乏食物纤维，肠蠕动功能不佳，水分被过度吸收；没有养成定时排便的良好习惯；平时缺乏运动；精神过度紧张等。

便秘患者常常数日排便一次，便质坚硬，排便困难，或者虽然每日排便一次，便质正常但无力排出。一般两天以上无排便，即提示您可能存在便秘。

【特效穴位】

天枢穴　阴陵泉穴　支沟穴

天枢穴

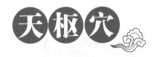

精准取穴

该穴位于腹中部，平脐中，距脐中2寸处。

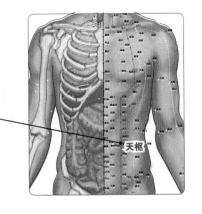

天枢

【按摩步骤】

（1）仰卧或正坐；

（2）轻举双手，用左手按在左边穴位上，右手按在右边穴位上，手掌心向下，用食指、中指、无名指的指腹垂直下按并向外揉压，施力点在中指的指腹；

（3）左右两穴位，每天早晚各按揉一次，每次按揉1～3分钟。

【叩痧步骤】

（1）用手提起腹部；

（2）用叩痧拍叩击此穴1～3分钟；

（3）若有红、黑、紫、硬皮等痧症出现，则应继续叩至痧完全出透（再叩此位置不再出痧，即为叩透）；

（4）待痧症完全消退后方可再次叩痧。

阴陵泉穴

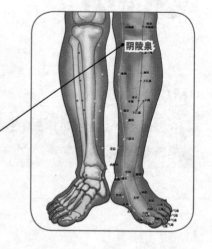

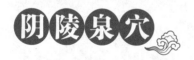

该穴位于小腿内侧，胫骨内侧踝后下方凹陷处。

【按摩步骤】

（1）正坐，将一只脚抬起，放在另一条腿的膝盖上；

（2）一只手轻轻握住膝下；

（3）大拇指弯曲，用大拇指的指尖从下往上用力按揉，会有刺痛和微酸的感觉；

（4）每天早晚各按揉一次，每次按揉1～3分钟。

【叩痧步骤】

（1）正坐，屈膝；

（2）用叩痧拍叩击此穴1～3分钟；

（3）若有红、黑、紫、硬皮等痧症出现，则应继续叩至痧完全出透（再叩此位置不再出痧，即为叩透）；

（4）待痧症完全消退后方可再次叩痧。

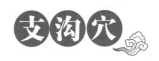

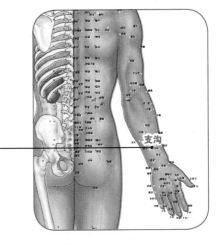

支沟

该穴位于前臂背侧，当阳池穴与肘尖的连线上，腕背横纹上3寸，尺骨与桡骨之间。

【按摩步骤】

（1）正坐，手平伸，屈肘，掌心向着自己，指尖向上，肘臂大约弯曲90°；

（2）用另外一只手轻握手腕下，大拇指在内侧，其余四指在手的外侧，四指弯曲，中指的指尖垂直下压，按揉穴位，有酸痛感；

（3）先左后右，每天早晚各按揉一次，每次按揉1～3分钟。

【叩痧步骤】

（1）正坐，手平伸；

（2）用叩痧拍叩击此穴1～3分钟；

（3）若有红、黑、紫、硬皮等痧症出现，则应继续叩至痧完全出透（再叩此位置不再出痧，即为叩透）；

（4）待痧症完全消退后方可再次叩痧。

胸部不适对症按摩

胸闷

胸闷气短是一种主观感觉，即呼吸费力或气不够用。轻者不影响正常生活，重者则觉得难受，仿佛被石头压住胸腔，甚至感觉呼吸困难。胸闷有两类：一类是身体器官的功能性表现；另一类则可能是人体产生疾病的早期症状之一。

【特效穴位】

中府穴　太渊穴　乳根穴

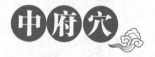

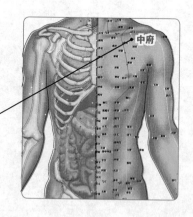

精准取穴

该穴位于云门穴下1寸，前正中线旁开6寸，平第一肋间隙处。

【按摩步骤】

（1）正坐或仰卧；

（2）将右手食、中、无名三指并拢，用指腹按压左胸窝上，锁骨外端下，有酸痛、闷胀的感觉；

（3）向外顺时针按揉1～3分钟；

（4）再用左手以同样的方式，逆时针按揉右胸穴位。

【叩痧步骤】

（1）正坐或站立；

（2）用叩痧工具轻轻叩击此穴1～3分钟；

（3）若有红、黑、紫、硬皮等痧症出现，则应继续叩至痧完全出透（再叩此位置不再出痧，即为叩透）；

（4）待痧症完全消退后方可再次叩痧。

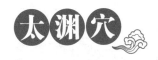

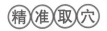

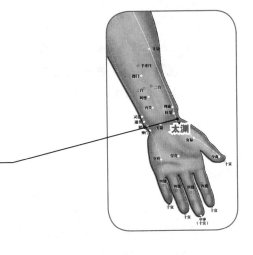

该穴位于腕掌侧横纹桡侧，桡动脉搏动处。

【按摩步骤】

（1）正坐，手臂前伸，手掌心朝上；

（2）用一只手的手掌轻轻握住另一只手；

（3）握住手臂的那只手，大拇指弯曲，用大拇指的指腹和指甲尖垂直方向轻轻掐按穴位，有酸胀感；

（4）左右两穴位，每次各掐按1～3分钟。

【叩痧步骤】

（1）正坐，手臂前伸，掌心向上；

（2）用叩痧工具轻轻叩击此穴1～3分钟；

（3）若有红、黑、紫、硬皮等痧症出现，则应继续叩至痧完全出透（再叩此位置不再出痧，即为叩透）；

（4）待痧症完全消退后方可再次叩痧。

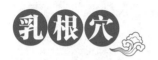

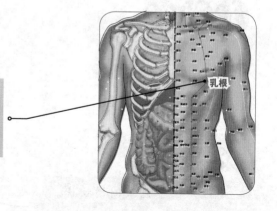

该穴位于人体的胸部，乳头直下，乳房根部，当第五肋间隙，距前正中线4寸处。

乳根

【按摩步骤】

（1）仰卧或正坐；

（2）轻举两手，覆掌于乳房，大拇指在乳房上，其余四指在乳房下；

（3）用中指和无名指的指腹稍微用力按压穴位，有痛感；

（4）左右两穴位，每天早晚各按揉一次，每次3～5分钟。

【叩痧步骤】

（1）正坐或站立；

（2）用叩痧拍轻轻叩击此穴3~5分钟；

（3）若有红、黑、紫、硬皮等痧症出现，则应继续叩至痧完全出透（再叩此位置不再出痧，即为叩透）；

（4）待痧症完全消退后方可再次叩痧。

咳嗽

咳嗽是身体为了祛除侵入气管的刺激物而做出的自我保护性防御反应。咳嗽的动作是短促深吸气，声门紧闭，呼吸肌、肋间肌和膈肌快速猛烈收缩，使肺内高压的气体喷射而出，就成为咳嗽。随着急速冲出的气流，呼吸道内的异物或分泌物被排出体外。

【特效穴位】

中府穴　孔最穴　太渊穴　乳根穴　丰隆穴

中府穴

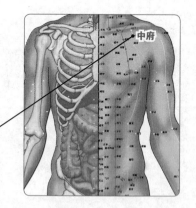

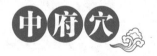

该穴位于云门穴下1寸，前正中线旁开6寸，平第一肋间隙处。

【按摩步骤】

（1）正坐或仰卧；

（2）将右手食、中、无名三指并拢，用指腹按压左胸窝上，锁骨外端下，有酸痛、闷胀的感觉；

（3）向外顺时针按揉1～3分钟；

（4）再用左手以同样的方式，逆时针按揉右胸穴位。

【叩痧步骤】

（1）正坐或站立；

（2）用叩痧拍轻轻叩击此穴1～3分钟；

（3）若有红、黑、紫、硬皮等痧症出现，则应继续叩至痧完全出透（再叩此位置不再出痧，即为叩透）；

（4）待痧症完全消退后方可再次叩痧。

孔最穴

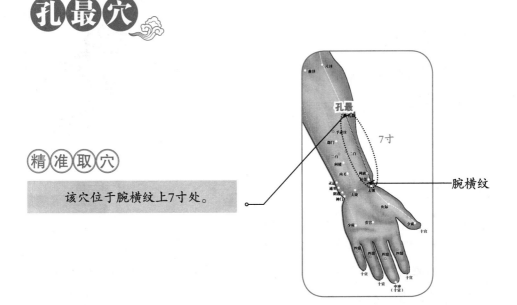

精准取穴

该穴位于腕横纹上7寸处。

【按摩步骤】

（1）手臂向前，仰掌向上，以另一只手握住手臂中段处；

（2）用大拇指指尖垂直下压按揉穴位，有强烈的酸痛感；

（3）先左后右，每次各按揉1～3分钟。

【叩痧步骤】

（1）手臂向前，仰掌向上；

（2）用叩痧拍轻叩此穴1～3分钟；

（3）若有红、黑、紫、硬皮等痧症出现，则应继续叩至痧完全出透（再叩此位置不再出痧，即为叩透）；

（4）待痧症完全消退后方可再次叩痧。

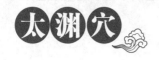

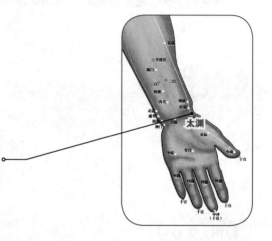

精准取穴

该穴位于腕掌侧横纹桡侧，桡动脉搏动处。

【按摩步骤】

（1）正坐，手臂前伸，手掌心朝上；

（2）用一只手的手掌轻轻握住另一只手；

（3）握住手臂的那只手，大拇指弯曲，用大拇指的指腹和指甲尖垂直方向轻轻掐按穴位，有酸胀感；

（4）左右两穴位，每次各掐按1～3分钟。

【叩痧步骤】

（1）正坐或站立，手臂前伸，手掌心朝上；

（2）用叩痧拍轻轻叩击此穴1～3分钟；

（3）若有红、黑、紫、硬皮等痧症出现，则应继续叩至痧完全出透（再叩此位置不再出痧，即为叩透）；

（4）待痧症完全消退后方可再次叩痧。

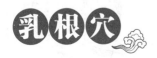

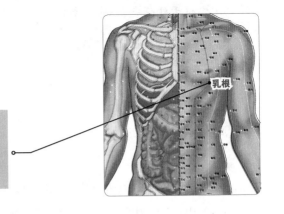

乳根

该穴位于人体的胸部，乳头直下，乳房根部，当第五肋间隙，距前正中线4寸处。

【按摩步骤】

（1）仰卧或正坐；

（2）轻举两手，覆掌于乳房，大拇指在乳房上，其余四指在乳房下；

（3）用中指和无名指的指腹稍微用力按压穴位，有痛感；

（4）左右两穴位，每天早晚各按揉一次，每次3～5分钟。

【叩痧步骤】

（1）正坐或站立；

（2）用叩痧拍轻轻叩击此穴3～5分钟；

（3）若有红、黑、紫、硬皮等痧症出现，则应继续叩至痧完全出透（再叩此位置不再出痧，即为叩透）；

（4）待痧症完全消退后方可再次叩痧。

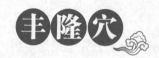

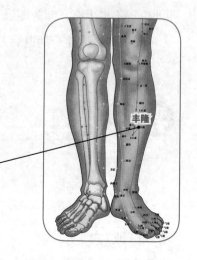

该穴位于外踝尖上8寸，条口穴外1寸，胫骨前嵴外2横指处。

【按摩步骤】

（1）正坐、屈膝、垂足；

（2）按取外膝眼到外踝尖连线中点；

（3）用食指、中指、无名指的指腹按压（中指用力）穴位，有酸痛感；

（4）每天早晚各按揉一次，每次1～3分钟。

【叩痧步骤】

（1）正坐或站立；

（2）用叩痧拍轻轻叩击此穴3～5分钟；

（3）若有红、黑、紫、硬皮等痧症出现，则应继续叩至痧完全出透（再叩此位置不再出痧，即为叩透）；

（4）待痧症完全消退后方可再次叩痧。

治疗良方

（1）白萝卜一斤，洗净，带皮切丝，绞汁内服。用于治疗咳嗽痰多，喉痒咽干。

（2）佛耳草五钱，水煎服。用于治疗咳嗽痰多，发热。

（3）枇杷叶（去毛）一两，老桑叶一两，车前草一两，水煎服，每日分两次服。用于治疗喉痒咳嗽较剧，痰多黏稠。

哮喘

哮喘是由支气管痉挛所引起的，分为支气管哮喘和哮喘性支气管炎两种。支气管哮喘是一种过敏性的疾病，主要表现为因接触了引起发作的刺激物而产生的呼吸困难、喘鸣等症状。常见的刺激因素有粉尘、花粉、气温、湿度等，但此病发病的主要原因还是体质性的因素，体虚者易患此病。哮喘性支气管炎患者，必有慢性咳嗽史。哮喘容易在冬季发作，春暖后缓解。

【特效穴位】

尺泽穴 少商穴 太渊穴 三间穴 商阳穴

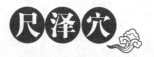

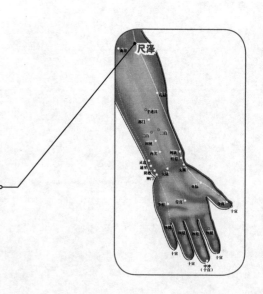

精准取穴

该穴位于肘横纹中，肱二头肌腱桡侧四陷处。

【按摩步骤】

（1）伸臂向前，仰掌，掌心朝上；

（2）微微弯曲约35°；

（3）用另一只手，手掌由下而上轻托肘部；

（4）弯曲大拇指，以指腹按压穴位，有酸痛感；

（5）左右两穴位，每次各按压1～3分钟。

【叩痧步骤】

（1）手臂前伸，手掌心朝上；

（2）用叩痧拍轻轻叩击此穴1～3分钟；

（3）若有红、黑、紫、硬皮等痧症出现，则应继续叩至痧完全出透（再叩此位置不再出痧，即为叩透）；

（4）待痧症完全消退后方可再次叩痧。

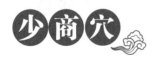

少商穴

精准取穴

> 该穴位于双手拇指末节桡侧，距指甲角0.1寸处。

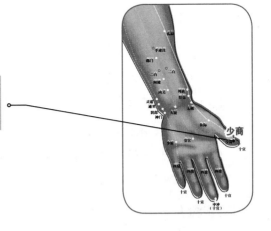

【按摩步骤】

（1）将大拇指伸出；

（2）用另一只手的食指和中指轻轻握住此大拇指；

（3）另一只手的大拇指弯曲，用指甲尖垂直掐按，有刺痛感；

（4）先左后右，每次各掐按1～3分钟。

此穴不适合叩痧。

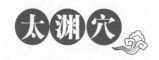

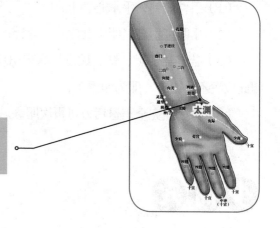

精准取穴

该穴位于腕掌侧横纹桡侧，桡动脉搏动处。

【按摩步骤】

（1）正坐，手臂前伸，手掌心朝上；

（2）用一只手的手掌轻轻握住另一只手；

（3）握住手臂的那只手，大拇指弯曲，用大拇指的指腹和指甲尖垂直方向轻轻掐按穴位，有酸胀感；

（4）左右两穴位，每次各掐按1～3分钟。

【叩痧步骤】

（1）手臂前伸，手掌心朝上；

（2）用叩痧拍轻轻叩击此穴1～3分钟；

（3）若有红、黑、紫、硬皮等痧症出现，则应继续叩至痧完全出透（再叩此位置不再出痧，即为叩透）；

（4）待痧症完全消退后方可再次叩痧。

三间穴

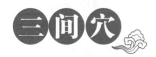

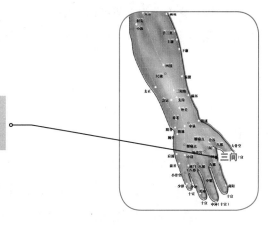

精准取穴

　　该穴位于第二掌指关节后，第二掌骨小头上方处。

【按摩步骤】

（1）一只手平放，稍稍侧立；

（2）用另一只手轻轻握住，大拇指弯曲，用指甲尖垂直掐按穴位，有酸痛感；

（3）左右两穴位，每次各掐按1～3分钟。

【叩痧步骤】

（1）一只手平放稍稍侧立；

（2）用叩痧拍轻叩1～3分钟；

（3）若有红、黑、紫、硬皮等痧症出现，则应继续叩至痧完全出透（再叩此位置不再出痧，即为叩透）；

（4）待痧症完全消退后方可再次叩痧。

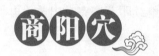
商阳穴

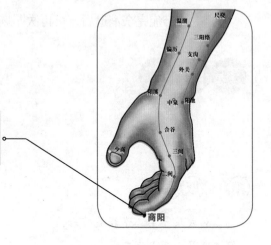

精准取穴

该穴位于食指末节桡侧，距指甲角0.1寸处。

【按摩步骤】

（1）采用正坐的姿势；

（2）用右手轻轻握住左手的食指，左手的手掌背朝上，手掌心朝下；

（3）右手的大拇指弯曲，用指甲尖沿垂直方向，掐按靠着拇指旁侧的穴位，有一种特殊的刺痛感；

（4）左右两穴位，每次各掐按1～3分钟。注意：轻轻掐按，并不需要用大力气。

此穴不适合叩痧。

治疗良方

细辛、甘遂、白芥子各七钱五分，延胡索一两五钱。共研细末，将1/3粉末（一次敷贴用量）用生姜汁80毫升调为糊状，制成药饼六只，或加用麝香五厘，研细后均分六份，放在药饼中间。将药饼放在直径约3寸的圆形布上，贴在百劳、肺俞、膏肓三个穴位（左右对称共六个穴位）上。

疗程：每十天敷贴一次，共三次，最好在上午11时至下午1时敷贴。连续敷贴3年。

冠状动脉硬化心脏病

冠状动脉硬化性心脏病，简称冠心病，多发于中老年人群中。

冠心病起因于冠状动脉壁的一种非炎性病变。当病变发生时，会引起冠状动脉壁的增厚、变硬，使管腔狭窄或堵塞，影响心肌血液供应，从而使冠状血流与心肌之间的供需平衡遭到破坏，导致心肌受损。

当冠状动脉硬化令管腔狭窄时，加上暂时性痉挛，会产生短暂性的心肌缺血、缺氧，即心绞痛；如果冠状动脉硬化令管腔高度狭窄甚至发生堵塞，使部分心肌因持久性缺血而坏死，则表现为心肌梗死。

【特效穴位】

膻中穴　心俞穴　厥阴俞穴　内关穴　少冲穴　极泉穴

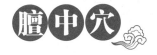

精准取穴

该穴位于人体的胸部，当前正中线上，平第四肋间，两乳头连线的中点。

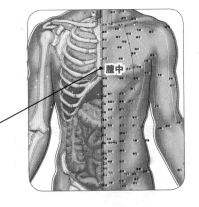

膻中

【按摩步骤】

（1）正坐或仰卧，双手伸向胸前，手掌放松，大约呈瓢状，手掌心向下，中指的指尖放在双乳的中点位置；

（2）中指用力按揉穴位，有刺痛感；

（3）左右两手的中指轮流按揉穴位，先左后右，每次按揉1～3分钟。

本病不做叩痧处理。

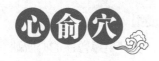

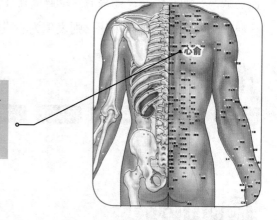

精准取穴

> 该穴位于人体背部第五胸椎棘突下方，左右旁开二指宽处（或左右约1.5寸）。

【按摩步骤】

（1）正坐或俯卧，中指的指尖放在第五胸椎棘突下方，左右旁开二指宽处位置；

（2）中指用力按揉穴位，有刺痛感；

（3）左右两手的中指轮流按揉穴位，先左后右，每次按揉1～3分钟。

本病不做叩痧处理。

厥阴俞穴

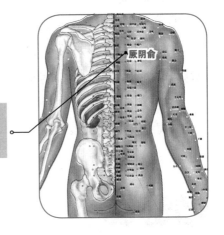

精准取穴

该穴位于人体背部第五胸椎棘突上方，左右旁开二指宽处（或左右约1.5寸）。

【按摩步骤】

（1）正坐或俯卧，中指的指尖放在第五胸椎棘突上方，左右旁开二指宽处位置；

（2）双手的中指同时用力按揉穴位，有刺痛感；

（3）左右两手的中指轮流按揉穴位，先左后右，每次按揉1～3分钟。

本病不做叩痧处理。

内关穴

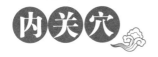

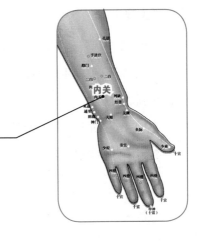

精准取穴

该穴位于前臂正中，腕横纹上2寸，在桡侧屈腕肌腱同掌长肌腱之间。

【按摩步骤】

（1）正坐，手平伸，掌心向上；

（2）轻轻握拳，手腕后隐约可见两条筋；

（3）用另外一只手轻轻握住手腕后，大拇指弯曲，用指尖或指甲尖垂直掐按穴位，有酸、胀和微痛的感觉；

（4）先左后右，每天早晚各掐按1～3分钟。

本病不做叩痧处理。

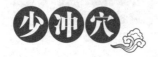
少冲穴

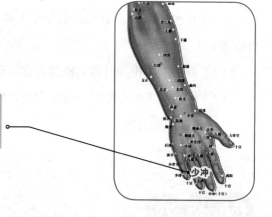

精准取穴

该穴位于小指末节桡侧，距指甲角0.1寸处即是。

【按摩步骤】

（1）正坐，手平伸，掌心向下，屈肘向内收；

（2）用另一只手轻握这只手的小指，大拇指弯曲，用指甲尖垂直掐按穴位，有刺痛感；

（3）先左后右，每日早晚各掐按一次，每次掐按3～5分钟。

本病不做叩痧处理。

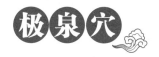

极泉穴

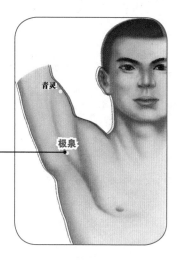

青灵

极泉

精准取穴

　　该穴位于腋窝正中，腋动脉搏动处。

【按摩步骤】

　　（1）正坐，手平伸，举掌向上，屈肘，掌心向着自己的头部；

　　（2）用一只手的中指指尖按压另一侧腋窝正中的陷凹处，有特别酸痛的感觉；

　　（3）先左后右，每次早晚各按揉一次，每次按揉1～3分钟。

　　本病不做叩痧处理。

关节疼痛对症按摩

类风湿性关节炎

类风湿性关节炎是一种慢性、全身性疾病，多在关节部位出现异常，引发关节炎，并有逐渐恶化的倾向，严重影响劳动力。起初通常会从手部关节开始，而后多数关节会同时出现红肿、疼痛或僵硬的症状。关节病变的分布常左右对称，尤其是掌指关节和近侧指关节，此外，手腕、手肘、膝盖等关节也会有相应症状。

【特效穴位】

伏兔穴 犊鼻穴 复溜穴

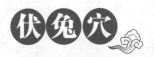

精准取穴

　　该穴位于人体的大腿前面，髂前上棘与髌骨外侧端的连线上，髌骨上6寸处。

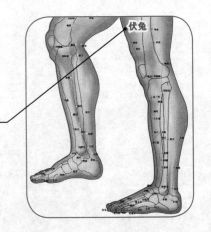

【按摩步骤】

　　（1）正坐或跪坐；

（2）用双手的食指、中指、无名指的指腹垂直下按，因为此处肌肉肥厚、紧绷坚硬、不易用力，可以轻握拳，用手背的指关节凸起处按揉穴位，有酸痛感；

（3）左右两穴位，每天早晚各按揉一次，每次按揉1～3分钟。

【叩痧步骤】

（1）正坐或站立；

（2）用叩痧拍轻轻叩击此穴1～3分钟；

（3）若有红、黑、紫、硬皮等痧症出现，则应继续叩至痧完全出透（再叩此位置不再出痧，即为叩透）；

（4）待痧症完全消退后方可再次叩痧。

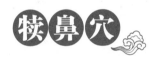

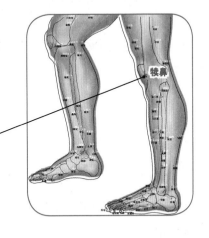

精准取穴

该穴位于人体的膝部，髌骨下缘，髌韧带（髌骨与胫骨之间的大筋）两侧有凹陷，其外侧凹陷中。

【按摩步骤】

（1）正坐或仰卧、膝盖关节作90°弯曲；

（2）双手掌心向下，轻置膝盖上；

（3）用中指的指腹用力压住穴位，垂直按揉，有酸胀和痛的感觉；

（4）左右两穴位，每天早晚各按揉一次，每次按揉1～3分钟。

【叩痧步骤】

（1）屈膝；

（2）用叩痧拍由轻到重叩击此穴3～5分钟；

（3）若有红、黑、紫、硬皮等痧症出现，则应继续叩至痧完全出透（再叩此位置不再出痧，即为叩透）；

（4）待痧症完全消退后方可再次叩痧。

复溜穴

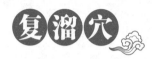

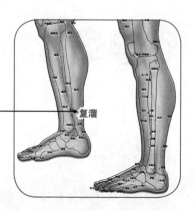

精准取穴

该穴位于人体的小腿里侧，脚踝内侧中央上二指宽处，胫骨与跟腱间（或太溪穴直上2寸，跟腱的前方）。

【按摩步骤】

（1）正坐，垂足，将一只脚抬起，放在另一条腿的膝盖上；

（2）用另一侧的手轻握脚，四指放在脚背上，大拇指的指腹从下往上推揉穴位，有酸痛感；

（3）左右两穴位，每天早晚各推揉1～3分钟。

【叩痧步骤】

（1）正坐或站立；

（2）用叩痧拍轻叩此穴1～3分钟；

（3）若有红、黑、紫、硬皮等痧症出现，则应继续叩至痧完全出透（再叩此位置不再出痧，即为叩透）；

（4）待痧症完全消退后方可再次叩痧。

治疗良方

（1）豨莶草、桑枝各一两，水煎，每日一剂，分两次服，连服1周至半个月。

（2）蜂蜜一两，生甘草三钱，制草乌三钱，水煎1小时，每日一剂，分两次服，连服半个月。

（3）桑枝、地榆、松节各一两，木贼、络石藤、土牛膝各五钱，酒一两，水煎，每日一剂，分两次服，连服1周至半个月。

（4）防风三钱，草藓五钱，桑桂枝一钱半，川牛膝四钱，透骨草五钱，乳香一钱半，木香一钱半，没药一钱半，羌活、独活各四钱，红花三钱，当归三钱，研细末，以上药物为一次量，用黄酒加水调成厚糨糊状敷于关节处，每日敷两次。

肩背痛

肩背痛在当今社会越来越普遍，由于出现该症状的群体主要集中在长期久坐的办公室人士，所以该病又被称为 "办公室病"。坐姿不当、长期伏案或者感受风寒邪气都可能是患病原因。另外，长时间端坐在方向盘旁的司机、常躺在地上修车的维修工，也应保护好自己的颈、肩、背部。

【特效穴位】

中府穴 天宗穴 肩井穴

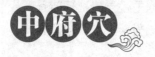

精准取穴

该穴位于云门穴下1寸，前正中线旁开6寸，平第一肋间隙处。

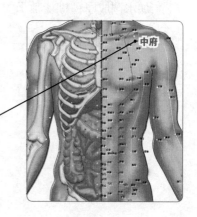

中府

【按摩步骤】

（1）正坐或仰卧；

（2）将右手食、中、无名三指并拢，用指腹按压左胸窝上，锁骨外端下，有酸痛、闷胀的感觉；

（3）向外顺时针按揉1～3分钟；

（4）再用左手以同样的方式，逆时针按揉右胸穴位。

【叩痧步骤】

（1）正坐或站立；

（2）用叩痧拍叩此穴3～5分钟；

（3）若有红、黑、紫、硬皮等痧症出现，则应继续叩至痧完全出透（再叩此位置不再出痧，即为叩透）；

（4）待痧症完全消退后方可再次叩痧。

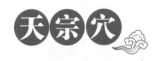

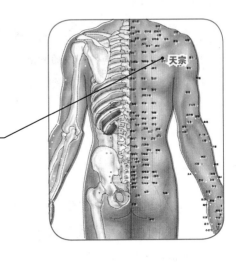

精准取穴

该穴位于肩胛骨冈下窝中央凹陷处，约肩胛冈下缘与肩胛下角之间的上1/3折点处即是。

【按摩步骤】

（1）用对侧手，由颈下过肩，以中指的指腹按揉穴位；

（2）如果可以正坐或者俯卧，可以请他人用双手大拇指的指腹垂直按揉穴位，有胀、酸、痛的感觉；

（3）先左后右，每次各按揉1～3分钟，也可以两侧穴位同时按揉。

【叩痧步骤】

（1）一只手抱住另一侧的肩；

（2）用叩痧拍叩此穴3～5分钟；

（3）若有红、黑、紫、硬皮等痧症出现，则应继续叩至痧完全出透（再叩此位置不再出痧，即为叩透）；

（4）待痧症完全消退后方可再次叩痧。

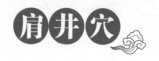

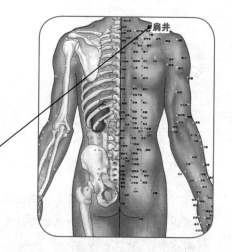

精准取穴

> 　　该穴位于人体的肩上，前直乳中，当大椎与肩峰端连线的中点，即乳头正上方与肩线交接处。

【按摩步骤】

（1）正坐，双手抱在一起，掌心向下，放在肩上；

（2）把中间三指放在肩颈交会处，用中指的指腹向下按揉，有酸麻、胀痛的感觉；

（3）左右两穴位，每天早晚各按揉一次，每次按揉1～3分钟，也可以两侧穴位同时按揉。

【叩痧步骤】

（1）正坐，垂肩；

（2）用叩痧拍叩击此穴3～5分钟；

（3）若有红、黑、紫、硬皮等痧症出现，则应继续叩至痧完全出透（再叩此位置不再出痧，即为叩透）；

（4）待痧症完全消退后方可再次叩痧。

注意劳逸结合，尤其是伏案工作的人，连续工作一小时就应该适当休息一下，走一走、动一动，充分伸展肢体、放松全身，还可以做做简单的颈部活动操。

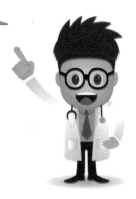

落枕

落枕的发生与椎骨的轻微移位有关，落枕的病因主要有两个。一是肌肉扭伤，如睡觉姿势不良，头颈长时间处于过度偏转的位置，或因睡眠时枕头不合适，过高、过低或过硬，使头颈处于过伸或过屈状态，均可引起颈部一侧肌肉紧张，使颈椎小关节扭错，时间较长即可出现肌筋强硬不和、气血运行不畅、局部疼痛不适、动作受限制等症状。二是感受风寒，如睡眠时受寒、盛夏贪凉，使颈背部气血凝滞，筋络痹阻，以致僵硬疼痛、动作不利。

【特效穴位】

后溪穴　养老穴　中渚穴　百劳穴

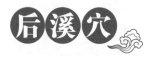

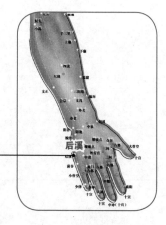

精准取穴

该穴位于第五指掌关节后尺侧的远侧掌横纹头赤白肉际处。

后溪

【按摩步骤】

（1）伸臂屈肘向头，上臂与下臂约呈45°角；

（2）轻握拳，手掌感情线之尾端在小指下侧边凸起如一火山口状处即是该穴位；

（3）用指甲掐按穴位，有酸胀感；

（4）左右两穴位，每次掐按1～3分钟；

（5）长期伏案工作或在电脑前久坐的人，可以每隔一小时，将双手后溪穴放在桌沿上来回滚动3～5分钟。

【叩痧步骤】

（1）握拳，小指侧向上；

（2）用叩痧拍轻轻叩击此穴1～3分钟；

（3）若有红、黑、紫、硬皮等痧症出现，则应继续叩至痧完全出透（再叩此位置不再出痧，即为叩透）；

（4）待痧症完全消退后方可再次叩痧。

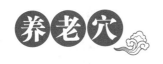

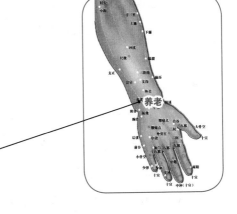

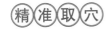

该穴位于前臂背面尺侧，当尺骨小头近端桡侧凹陷中。

【按摩步骤】

（1）举臂屈肘，手掌心朝脸部；

（2）用另一只手的食指指尖按揉尺骨基状突起部的凹陷沟；

（3）用食指的指尖垂直向下按揉，有酸胀感；

（4）左右两穴位，每次各按揉1～3分钟。

【叩痧步骤】

（1）伸手，掌心向上；

（2）用叩痧拍轻轻叩击此穴1～3分钟；

（3）若有红、黑、紫、硬皮等痧症出现，则应继续叩至痧完全出透（再叩此位置不再出痧，即为叩透）；

（4）待痧症完全消退后方可再次叩痧。

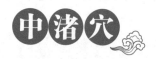

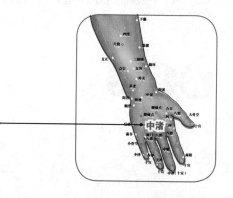

（精）（准）（取）（穴）

该穴位于小指与无名指指根间下2厘米手背凹陷处，或当无名指掌指关节的后方，第四、五掌骨间的凹陷处。

中渚

【按摩步骤】

（1）正坐，手平伸，内屈，肘向自己胸前，掌心向内，手背向外；

（2）轻轻握拳，把另一只手的大拇指放在手掌心，其余四指放在手掌背部，食指弯曲，用指头旁侧边缘垂直揉穴位，有酸胀和痛感；

（3）先左后右，每天早晚各按揉一次，每次按揉1～3分钟。

【叩痧步骤】

（1）手平伸，掌心向下；

（2）用叩痧拍轻轻叩击此穴1～3分钟；

（3）若有红、黑、紫、硬皮等痧症出现，则应继续叩至痧完全出透（再叩此位置不再出痧，即为叩透）；

（4）待痧症完全消退后方可再次叩痧。

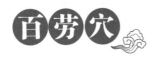

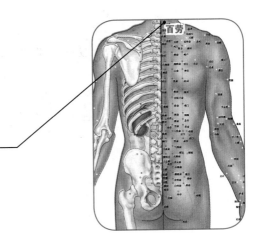

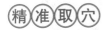

在颈部，当大椎穴直上2寸，后正中线旁开1寸。

【按摩步骤】

（1）正坐位，从头到颈；

（2）用中指点按揉，有酸痛感，每次按揉1～3分钟。

【叩痧步骤】

（1）正坐，侧头；

（2）用叩痧拍轻轻叩击此穴3～5分钟；

（3）若有红、黑、紫、硬皮等痧症出现，则应继续叩至痧完全出透（再叩此位置不再出痧，即为叩透）；

（4）待痧症完全消退后方可再次叩痧。

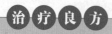

治疗良方

（1）选用正红花油、甘村山风湿油、云香精等，擦揉痛处，每天2～3次，有很好的效果。

（2）用伤湿止痛膏贴颈部痛处，每天更换一次，止痛效果较理想，孕妇忌用。

注意：改变睡眠姿势，调整枕头高低。

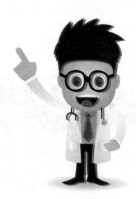

颈项僵硬

在颈椎疾病中，颈项僵硬、不舒服、疼痛以及活动不灵活是最常见的。

颈项僵硬是指颈部肌肉紧张，发胀、发硬，痉挛（抽筋）等现象，脖子运动不灵活。常见于疲劳、颈椎病。

【特效穴位】

风池穴　风府穴　肩井穴　大椎穴

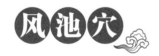

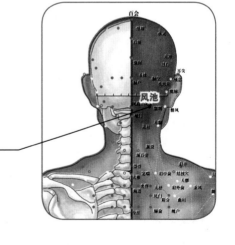

精准取穴

　　该穴位于后颈部，后头骨下，两条大筋外缘陷窝中，大概与耳垂齐平。

【按摩步骤】

（1）正坐，举臂抬肘，手肘大约与肩同高；

（2）屈肘向头，双手放在耳后，手掌心朝内，手指尖向上，四指轻轻扶住头（耳上）的两侧；

（3）用大拇指的指腹从下往上按揉穴位，有酸、胀、痛的感觉，重按时鼻腔还会有酸胀感；

（4）左右两穴位，每天早晚各按揉一次，每次按揉1～3分钟。

【叩痧步骤】

（1）正坐，侧低头；

（2）用叩痧拍轻轻叩击此穴1～3分钟；

（3）若有红、黑、紫、硬皮等痧症出现，则应继续叩至痧完全出透（再叩此位置不再出痧，即为叩透）；

（4）待痧症完全消退后方可再次叩痧。

风府穴

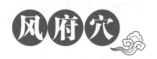

精准取穴

该穴位于后发际正中直上1寸，枕外隆凸直下，两侧斜方肌之间凹陷处。

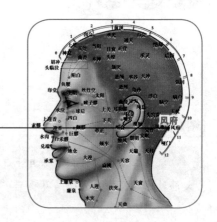

【按摩步骤】

（1）正坐或俯卧，两只手伸到颈后，放在后脑处；

（2）手掌心向头，扶住后脑勺，左手在下，四指的指尖向头顶，大拇指的指尖向下按住穴位，右手在左手上，右手大拇指的指腹按在左手大拇指的指甲上；

（3）双手的大拇指从下往上用力按揉，有酸痛感；

（4）左右两手的大拇指轮流在下按揉，先左后右，每次按揉1～3分钟。

【叩痧步骤】

（1）正坐，低头；

（2）用叩痧拍轻轻叩击此穴1～3分钟；

（3）若有红、黑、紫、硬皮等痧症出现，则应继续叩至痧完全出透（再叩此位置不再出痧，即为叩透）；

（4）待痧症完全消退后方可再次叩痧。

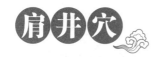

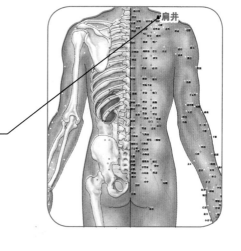
肩井

精准取穴

　　该穴位于人体的肩上，前直乳中，当大椎与肩峰端连线的中点，即乳头正上方与肩线交接处。

【按摩步骤】

（1）正坐，双手抱在一起，掌心向下，放在肩上；

（2）把中间三指放在肩颈交会处，用中指的指腹向下按揉，有酸麻、胀痛的感觉；

（3）左右两穴位，每天早晚各按揉一次，每次按揉1～3分钟，也可以两侧穴位同时按揉。

【叩痧步骤】

（1）站立或正坐；

（2）用叩痧拍轻轻叩击此穴1～3分钟；

（3）若有红、黑、紫、硬皮等痧症出现，则应继续叩至痧完全出透（再叩此位置不再出痧，即为叩透）；

（4）待痧症完全消退后方可再次叩痧。

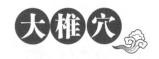

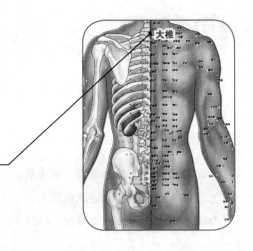

精准取穴

该穴位于人体的颈部下端，第七颈椎棘突下凹陷处。

【按摩步骤】

（1）正坐或俯卧，左手伸到肩后反握对侧颈部，虎口向下，四指扶右侧颈部，指尖向前；

（2）大拇指的指尖向下，用指腹或指尖按揉穴位，有酸痛和胀麻的感觉；

（3）先左后右，每次各按揉1～3分钟；

（4）或者请他人屈起食指，或者用刮痧板，帮助刮擦穴位，效果更好。

平时注意颈肩部保暖，避免头颈负重物，避免过度疲劳，坐车时不要睡觉。

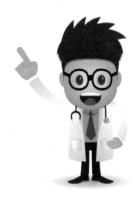

腰痛

临床中腰痛以腰部一侧或两侧发生疼痛为主要症状。引起腰痛病的原因很多，有数十种，比较常见的有肾虚、腰部骨质增生、骨刺、椎间盘突出症、腰椎肥大、椎管狭窄、腰部骨折、椎管肿瘤、腰部急慢性外伤或劳损、腰肌劳损、强直性脊柱炎等。

【特效穴位】

伏兔穴　后溪穴　委中穴　环跳穴

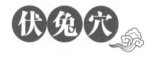

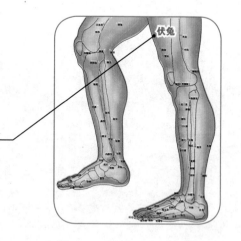

精准取穴

> 该穴位于大腿前面，髂前上棘与髌骨外侧端的连线上，髌骨上6寸处。

【按摩步骤】

（1）正坐或跪坐；

（2）用双手的食指、中指、无名指的指腹垂直下按，因为此处肌肉肥厚、紧绷坚硬、不易用力，所以可以轻握拳，用手背的指关节突起处按揉穴位，有酸痛感；

（3）左右两穴位，每天早晚各按揉一次，每次按揉1~3分钟。

【叩痧步骤】

（1）站立或跪坐；

（2）用叩痧拍由轻到重拍打此穴1~3分钟，以能承受为宜；

（3）若有红、黑、紫、硬皮等痧症出现，则应继续叩至痧完全出透（再叩此位置不再出痧，即为叩透）；

（4）待痧症完全消退后方可再次叩痧。

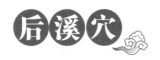

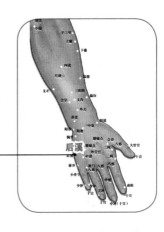

该穴位于第五指掌关节后尺侧的远侧掌横纹头赤白肉际处。

【按摩步骤】

（1）伸臂屈肘向头，上臂与下臂约呈45°角；

（2）轻握拳，手掌感情线之尾端在小指下侧边凸起如一火山口状处即是该穴位；

（3）用指甲掐按穴位，有酸胀感；

（4）左右两穴位，每次掐按1~3分钟；

（5）长期伏案工作或在电脑前久坐的人，可以每隔一小时，将双手后溪穴放在桌沿上来回滚动3～5分钟。

【叩痧步骤】

（1）伸臂屈肘向头，上臂与下臂呈45°角；

（2）用叩痧拍轻轻叩击此穴1～3分钟；

（3）若有红、黑、紫、硬皮等痧症出现，则应继续叩至痧完全出透（再叩此位置不再出痧，即为叩透）；

（4）待痧症完全消退后方可再次叩痧。

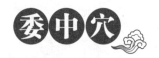

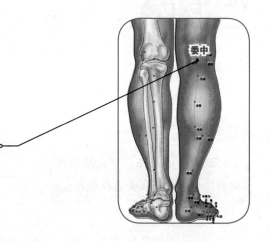

该穴位于横纹中点，当股二头肌腱与半腱肌肌腱的中间。

【按摩步骤】

（1）端坐，垂足，双手轻握大腿两侧，大拇指在上，其余四指在下；

（2）食指放在膝盖里侧，腿弯的中央部位即是穴位所在之处，用食指按压，有酸痛感；

（3）用食指的指腹，向内用力按揉，左右两穴位，每次各按揉1～3分钟，或者两侧穴位同时按揉。

【叩痧步骤】

（1）站立，把委中穴打开；

（2）用叩痧拍叩击拍打此穴1～3分钟；

（3）若有红、黑、紫、硬皮等痧症出现，则应继续叩至痧完全出透（再叩此位置不再出痧，即为叩透）；

（4）待痧症完全消退后方可再次叩痧。

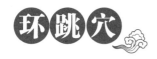

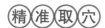

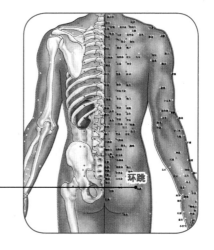

该穴位于股骨大转子最凸点与骶管裂孔连线的外1/3与中1/3交点处。

环跳

【按摩步骤】

（1）自然站立，或侧卧、伸下足、屈上足；

（2）把同侧的手插腿臀上，四指在前，用大拇指的指腹稍用力按摩穴位，有酸痛感，用力按压时，下肢还有酸麻感；

（3）先左后右，每次各按压3～5分钟。也可以先按健侧，再按患侧。

【叩痧步骤】

（1）站立，或侧卧屈膝、抱于胸前；

（2）用叩痧拍由轻到重叩击此穴3～5分钟；

（3）若有红、黑、紫、硬皮等痧症出现，则应继续叩至痧完全出透（再叩此位置不再出痧，即为叩透）；

（4）待痧症完全消退后方可再次叩痧。

足踝痛

　　足踝痛是一种软组织损伤性的疾病，以往在杂技演员、京剧武生、舞蹈演员等职业的人群中较为常见。现如今该病成因多与所穿鞋子有关系，如长期穿着高跟鞋、鞋跟磨损等都会令脚部受力不均，使足踝向内、向外或不平衡而倾侧。脚部骨骼排位不正确使软纤维摩擦，造成痛楚。种种疼痛给人们带来太多困扰，按摩是缓解这些疼痛很有效的办法。

【特效穴位】

公孙穴　昆仑穴

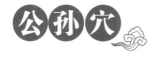

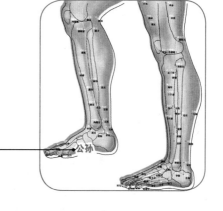

（精）（准）（取）（穴）

　　该穴位于足内侧第一跖骨基底部前下缘，第一跖关节后1寸处。

【按摩步骤】

　　（1）正坐，将左脚抬起，放在右腿上；

（2）用右手轻握左脚背，大拇指弯曲；

（3）指尖垂直按揉穴位，有酸、麻、痛的感觉；

（4）左右两穴位，每天早晚各按揉一次，每次按揉1～3分钟。

【叩痧步骤】

（1）侧足，内侧向上；

（2）用叩痧拍由轻到重叩击此穴1～3分钟；

（3）若有红、黑、紫、硬皮等痧症出现，则应继续叩至痧完全出透（再叩此位置不再出痧，即为叩透）；

（4）待痧症完全消退后方可再次叩痧。

昆仑穴

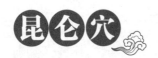

该穴位于足部外踝后方，当外踝尖与跟腱之间的凹陷处即是。

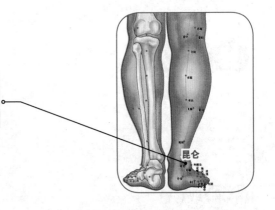

【按摩步骤】

（1）正坐，垂足，将要被按摩的脚稍向斜后方移至身体旁侧，脚跟抬起；

（2）用同侧的手，四指在下、掌心朝上扶住脚跟底部；

（3）大拇指弯曲，用指节从上往下轻轻刮按，有非常疼痛的感觉；

（4）开始的时候不要用大力，左右两穴位，每次各刮按1～3分钟，或者两侧穴位同时刮按。注意：孕妇忌用力刮按。

【叩痧步骤】

（1）正坐，脚向内旋；

（2）用叩痧拍由轻到重叩击此穴1～3分钟；

（3）若有红、黑、紫、硬皮等痧症出现，则应继续叩至痧完全出透（再叩此位置不再出痧，即为叩透）；

（4）待痧症完全消退后方可再次叩痧。

妇科不适对症按摩

乳腺炎

乳腺炎，又称为"乳痈"，俗称"奶疖"，是由于化脓性细菌从擦破的乳头侵入，在乳腺中引发的炎症感染。

乳腺炎常发于产后妇女，尤其是在初产妇中比较多见。由于此时产妇的乳汁经常阻塞不通，这就为细菌的成长发育提供了一个良好场所，因此细菌繁殖迅速、来势凶猛。

【特效穴位】

肩井穴　太冲穴　天宗穴

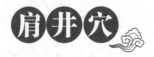

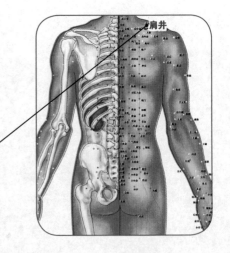

精准取穴

该穴位于人体的肩上，前直乳中，当大椎与肩峰端连线的中点，即乳头正上方与肩线交接处。

【按摩步骤】

（1）正坐，双手抱在一起，掌心向下，放在肩上；

（2）把中间三指放在肩颈交会处，用中指的指腹向下按揉，有酸麻、胀痛的感觉；

（3）左右两穴位，每天早晚各按揉一次，每次按揉1~3分钟，也可以两侧穴位同时按揉。

【叩痧步骤】

（1）正坐或站立；

（2）用叩痧拍轻轻拍打此穴3~5分钟；

（3）若有红、黑、紫、硬皮等痧症出现，则应继续叩至痧完全出透（再叩此位置不再出痧，即为叩透）；

（4）待痧症完全消退后方可再次叩痧。

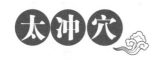

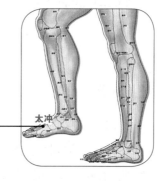

精准取穴

该穴位于人体脚背部第一、二跖骨接合部之前凹陷处。

太冲

【按摩步骤】

（1）正坐，垂足，屈左膝，把脚举起放在座椅上、臀前，举起左手，手掌朝下放在脚背上，中指弯曲，中指的指尖所在的部位就是该穴；

（2）用食指和中指的指尖从下往上垂直按揉，有胀、酸、痛感；

（3）先左后右，每次各按揉3~5分钟。

【叩痧步骤】

（1）正坐或站立，垂足脚趾回勾；

（2）用叩痧拍轻轻拍打此穴1～3分钟；

（3）若有红、黑、紫、硬皮等痧症出现，则应继续叩至痧完全出透（再叩此位置不再出痧，即为叩透）；

（4）待痧症完全消退后方可再次叩痧。

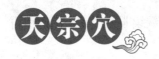

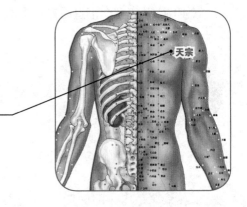

精准取穴

　　该穴位于肩胛骨冈下窝中央凹陷处，约肩胛冈下缘与肩胛下角之间的上1/3折点处即是。

【按摩步骤】

（1）用对侧手，由颈下过肩，以中指的指腹按揉穴位；

（2）如果可以正坐或者俯卧，可以请他人用双手大拇指的指腹垂直按揉穴位，有胀、酸、痛的感觉；

（3）先左后右，每次各按揉1～3分钟，也可以两侧穴位同时按揉。

【叩痧步骤】

（1）正坐，一手抱住另一侧的肩；

（2）用叩痧拍由轻到重拍打此穴1～3分钟，力度以能承受为宜；

（3）若有红、黑、紫、硬皮等痧症出现，则应继续叩至痧完全出透（再叩此位置不再出痧，即为叩透）；

（4）待痧症完全消退后方可再次叩痧。

据研究发现，大约有1/3的乳腺疾病患者患病与饮食有很大的关系。在日常生活中，如果能合理搭配饮食，不仅能预防乳腺疾病，还能对已患的乳腺疾病有一定的辅助治疗作用！

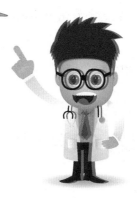

痛经

痛经是指经期前后或行经期间，小腹及腰部疼痛。痛经随月经周期而发生，严重者可伴有恶心呕吐、手足发冷甚至晕厥，十分影响工作和生活。痛经分为原发性痛经和继发性痛经两种。原发性痛经又称为功能性痛经，指生殖器官并没有明显的异常，往往由于精神因素而出现痛经的现象。继发性痛经则是由于生殖器官的病变导致的痛经，如子宫内膜异位症、盆腔炎、子宫肌瘤等。如果是继发性痛经，患者应及时到医院就诊治疗，这里主要讲述功能性痛经的按摩治疗。

【特效穴位】

合谷穴　隐白穴　盲俞穴　三阴交穴　关元穴

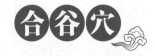

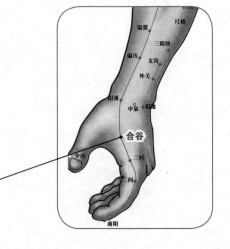

精准取穴

该穴位于手背第一、二掌骨间，第二掌骨桡侧的中点处。

【按摩步骤】

（1）一只手轻握空拳，大拇指和食指弯曲，两指的指尖轻触、立拳；

（2）另一只手掌轻轻握在拳头外，用大拇指的指腹垂直按压穴位，有酸、痛、胀的感觉；

（3）左右两穴位，每次各按压1～3分钟。

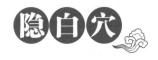

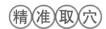

该穴位于足大趾内侧，趾甲角旁0.1寸处。

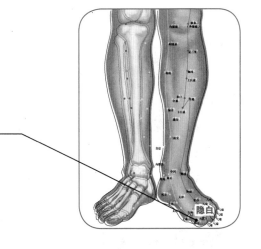

【按摩步骤】

（1）正坐，把脚抬起，放在另一条大腿上；

（2）用另侧手的大拇指的指甲垂直掐按穴位，有刺痛感；

（3）左右两穴位，每天早晚各掐按一次，每次掐按1～3分钟。

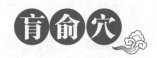

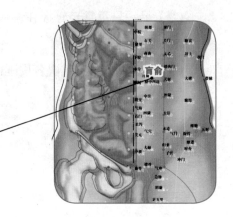

精准取穴

该穴位于人体的腹中部，当脐中旁开0.5寸处。

【按摩步骤】

（1）正坐或仰卧，举起两手，掌心向下，用中指的指尖垂直下按肚脐旁的穴位；

（2）深深地吸气，让腹部下陷，用中指的指尖稍稍用力按揉穴位，有热痛感；

（3）左右两穴位，每天早晚各按揉一次，每次1～3分钟。

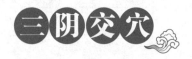

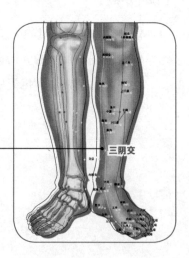

精准取穴

小腿内侧，足内踝尖上3寸，胫骨内侧缘后方。

【按摩步骤】

（1）正坐，抬起一只脚，放置在另一条腿上；

（2）一只手的大拇指除外，其余四指轻轻握住内踝尖；

（3）大拇指弯曲，用指尖垂直按压胫骨后缘，会有强烈的酸痛感；

（4）每天早晚各按一次，每次揉按1～3分钟。

【叩痧步骤】

（1）正坐屈膝；

（2）用叩痧拍匀力击此穴3～5分钟；

（3）若有红、黑、紫、硬皮等痧症出现，则应继续叩至痧完全出透（再叩此位置不再出痧，即为叩透）；

（4）待痧症完全消退后方可再次叩痧。

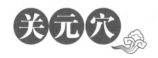

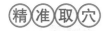

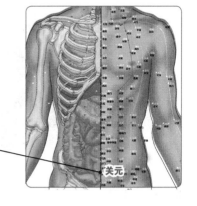

关元

该穴位于人体的下腹部，前正中线上，当脐中下3寸（四指）处。

【按摩步骤】

（1）正坐或仰卧，双手放在小腹上，手掌心朝下，用左手中指的指腹按压穴位，右手中指的指腹按压在左手中指的指甲上；

（2）用两手中指同时用力按揉穴位，有酸胀感；

（3）每天早晚左右手轮流按揉穴位，先左后右，每次按揉1～3分钟。

【叩痧步骤】

（1）正坐或站立；

（2）用手把腹部肉提起，用叩痧拍由轻至重逐渐增加力度，直至有痧出透，腹部有热感；

（3）若有红、黑、紫、硬皮等痧症出现，则应继续叩至痧完全出透（再叩此位置不再出痧，即为叩透）；

（4）待痧症完全消退后方可再次叩痧。

治疗良方

（1）益母草一两五钱，酌加红糖，水煎服。

（2）生姜三片，红糖二两，水煎服。

（3）泽兰叶、苦楝子、香附、茺蔚子各三钱，水煎服。

少吃或不吃有强烈刺激性的食物，应多吃用红枣、红糖、姜等食材所熬制的汤或粥；注意保暖，避免水中作业、淋雨，痛经严重时应尽量卧床休息。

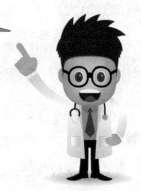

月经不调

月经是女性的生理现象，表现为周期性有规律的子宫出血。

月经不调是指由于卵巢功能不正常所引起的月经周期、经量或经色出现异常，如行经日期的紊乱、经量过多或过少。通常月经周期的变化与脏腑功能紊乱有关，经量的多少与气血的虚实有关。现代医学认为体内雌激素分泌失调、植物神经功能紊乱、精神受刺激、寒冷、疲劳和某些全身性疾病等都可能导致此病的发生。如果出现月经不调，应当及时治疗，不能忽视。

【特效穴位】

太溪穴　滑肉门穴　三阴交穴　命门穴　血海穴　关元穴

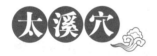

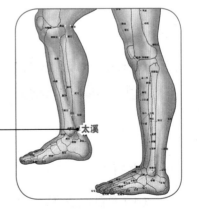

（精）（准）（取）（穴）

该穴位于足内侧，内踝后方与脚跟骨筋腱之间的凹陷处。

太溪

【按摩步骤】

（1）正坐，垂足，抬起一只脚，放在另一条腿的膝盖上；

（2）用另一侧的手轻握脚，四指放在脚背上，大拇指弯曲，从上往下刮按，有胀痛感；

（3）左右两穴位，每天早晚各刮按一次，每次刮按1～3分钟。注意：不要用力过度，尤其孕妇更要特别小心用力。

【叩痧步骤】

（1）垂足，正坐或站立，足跟内收；

（2）用叩痧拍轻轻拍打此穴1～3分钟，力度以能承受为宜；

（3）若有红、黑、紫、硬皮等痧症出现，则应继续叩至痧完全出透（再叩此位置不再出痧，即为叩透）；

（4）待痧症完全消退后方可再次叩痧。

滑肉门穴

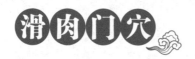

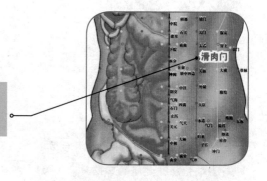

该穴位于人体的上腹部，当脐中上1寸，距前正中线2寸。

【按摩步骤】

（1）仰卧或正坐；

（2）举起双手，掌心向内，放置在肚脐上1寸，旁开2寸的部位；

（3）用食指、中指、无名指的指腹垂直下按，因为此处肉厚，所以要稍微用些力向外拉，用力按揉，有酸、胀、痛的感觉；

（4）左右两穴位，每天早晚各按揉一次，每次按揉1～3分钟。

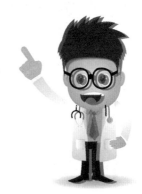

小贴士：按揉此穴位时，有打嗝、放屁以及肠胃蠕动或轻泻等现象，都属于正常反应。

三阴交穴

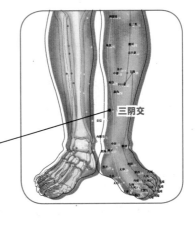

三阴交

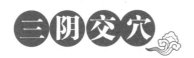

精准取穴

小腿内侧，足内踝尖上3寸，胫骨内侧缘后方。

【按摩步骤】

（1）正坐，抬起一只脚，放置在另一条腿上；

（2）一只手的大拇指除外，其余四指轻轻握住内踝尖；

（3）大拇指弯曲，用指尖垂直按压胫骨后缘，会有强烈的酸痛感；

（4）每天早晚各按一次，每次揉按1～3分钟。

【叩痧步骤】

（1）垂足，站立或正坐；

（2）用叩痧拍轻轻叩击此穴1～3分钟；

（3）若有红、黑、紫、硬皮等痧症出现，则应继续叩至痧完全出透（再叩此位置不再出痧，即为叩透）；

（4）待痧症完全消退后方可再次叩痧。

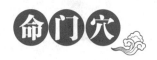

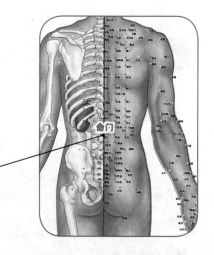

精准取穴

该穴位于第二腰椎棘突下（两侧肋弓下缘、连线中点，一般与肚脐正中相对），即肚脐正后方处。

【按摩步骤】

（1）正坐或俯卧，两手伸到腰背后，大拇指在前，四指在后；

（2）用左手中指的指腹按住穴位，右手中指的指腹压在左手中指的指甲上；

（3）双手中指同时用力按揉穴位，有酸、胀和疼痛的感觉；

（4）左右手中指轮流在下按揉穴位，先左后右，每次按揉3～5分钟。

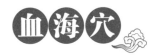

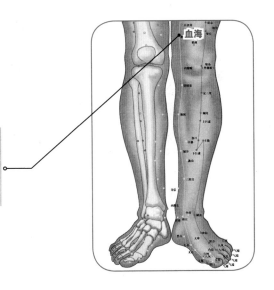

血海

血海穴

精准取穴

该穴位于大腿内侧，髌底内侧端上2寸，股四头肌内侧头的隆起处。

【按摩步骤】

（1）正坐，抬起左脚，放在右腿的膝盖上；

（2）用右手掌按住左膝，食指、中指等四指放在膝上，大拇指放在膝盖内侧上方、弯曲，用大拇指的指尖按揉穴位，有胀、酸、微痛的感觉；

（3）左右两穴位，每天早晚各按揉一次，每次按揉3～5分钟。

【叩痧步骤】

（1）正坐，垂足；

（2）用叩痧拍在此穴轻轻叩击拍打3～5分钟；

（3）若有红、黑、紫、硬皮等痧症出现，则应继续叩至痧完全出透（再叩此位置不再出痧，即为叩透）；

（4）待痧症完全消退后方可再次叩痧。

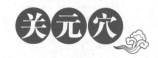

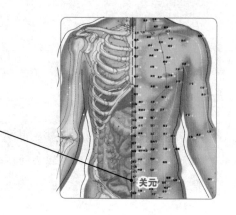

关元

该穴位于人体的下腹部，前正中线上，当脐中下3寸（四指）处。

【按摩步骤】

（1）正坐或仰卧，双手放在小腹上，手掌心朝下，用左手中指的指腹按压穴位，右手中指的指腹按压在左手中指的指甲上；

（2）用两手中指同时用力按揉穴位，有酸胀感；

（3）每天早晚左右手轮流按揉穴位，先左后右，每次按揉1～3分钟。

【叩痧步骤】

（1）正坐或站立；

（2）用手把腹部肉提起，用叩痧拍由轻至重逐渐增加力度，直至有痧出透，腹部有热感；

（3）若有红、黑、紫、硬皮等痧症出现，则应继续叩至痧完全出透（再叩此位置不再出痧，即为叩透）；

（4）待痧症完全消退后方可再次叩痧。

治疗良方

月经不调

（1）珍珠菜根一两，加酒、糖适量，水煎服；

（2）野菊花根二两，加红糖适量，水煎服；

（3）益母草一两，经期提前者加旱莲草、黄花蒿各四钱，经期推后者加艾叶一钱、茜草四钱，水煎服。

月经过多

（1）旱莲草五钱至一两，水煎服；

（2）鸡冠花五钱，土牛膝一两，万年青根一两，水煎服；

（3）陈棕炭六钱，地锦草三钱，紫珠草三钱，水煎服。

其他不适对症按摩

休克

休克是指由心排量不足或周围血流分布异常等综合因素引起的急性周围循环衰竭，全身组织缺氧而产生的综合征。患者四肢发冷，浑身出冷汗且面色苍白，脉搏细弱而快，血压下降至收缩压80毫米汞柱以下，甚至消失。表情淡漠或烦躁，甚至昏迷。按照发病的原因，休克可分为创伤性休克、出血性休克、中毒性休克、过敏性休克等。休克属于危及生命的急重病症，应紧急联系医院进行抢救，在送医途中或医生未到达之前，可对患者施以如下按摩之法。

【特效穴位】

劳宫穴　水沟穴

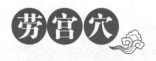

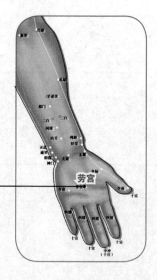

精准取穴

该穴位于第二、三掌骨之间，偏于第三掌骨，中指所对应的掌心的位置即是。

【按摩步骤】

（1）正坐，手平伸，微屈约45°，手掌心向上；

（2）轻轻握掌，中指尖所指掌心部位即是该穴位；

（3）用另一手轻握，四指放在手背上，大拇指弯曲，用指甲尖垂直掐按穴位，有刺痛感；

（4）先左后右，每天早晚各掐按一次，每次1～3分钟。

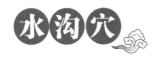

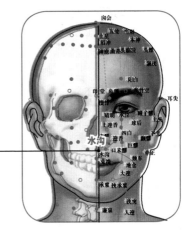

该穴位于人体的面部，当人中沟的上1/3与中1/3交点处。

【按摩步骤】

（1）正坐或仰卧，伸出左手或者右手放在面前，五指朝上，手掌心向内，食指弯曲放在鼻沟中上部，此部位就是该穴位；

（2）食指弯曲，用指尖按揉穴位，有刺痛感；

（3）先左后右，每次各按揉1～3分钟，如果急救就用指甲掐按1～3分钟。

第四章 从头到脚，对症经络疏通

中暑

中暑俗称发痧，是指在日光下暴晒和高温、热辐射的长时间作用下，机体体温调节出现障碍，水、电解质代谢紊乱及神经系统功能损害的症状的总称。患颅脑疾患的患者，老弱以及产妇耐热能力差者，尤易发生中暑。在高温作业的车间工作，如果再加上通风差，则极易发生中暑；露天作业时，受阳光直接暴晒，都容易使人的脑膜充血，大脑皮层缺血而引起中暑；空气中湿度的增强也容易诱发中暑。

【特效穴位】

委中穴 大椎穴

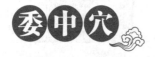

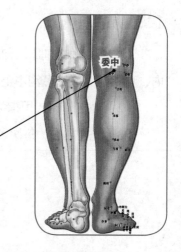

精准取穴

该穴位于横纹中点，当股二头肌腱与半腱肌肌腱的中间。

【按摩步骤】

（1）端坐，垂足，双手轻握大腿两侧，大拇指在上，其余四指在下；

（2）食指放在膝盖里侧，腿弯的中央部位即是穴位所在之处，用食指按压，有酸痛感；

（3）用食指的指腹，向内用力按揉，左右两穴位，每次各按揉1～3分钟，或者两侧穴位同时按揉。

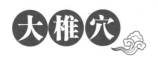

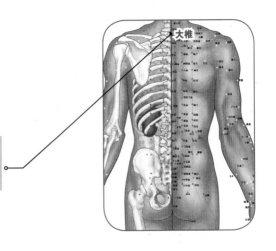

精准取穴

该穴位于人体的颈部下端，第七颈椎棘突下凹陷处。

【按摩步骤】

（1）正坐或俯卧，左手伸到肩后反握对侧颈部，虎口向下，四指扶右侧颈部，指尖向前；

（2）大拇指的指尖向下，用指腹或指尖按揉穴位，有酸痛和胀麻的感觉；

（3）先左后右，每次各按揉1～3分钟；

（4）或者请他人屈起食指，或者用刮痧板，帮助刮擦穴位，效果更好。

脚气

医学上通常将脚气分为以下几种类型：

1.真菌型：开始时趾间潮湿，浸渍发白，干涸脱屑后，剥去皮屑为湿润、潮红的糜烂面，奇痒，易继发感染。好发于第三与第四、第四与第五趾间。

2.水疱型：初起为壁厚饱满的小水疱，有的可融合成大疱，疱液透明，周围无红晕。自觉奇痒，搔抓后常因继发感染而引起脚癣、丹毒、淋巴管炎等。好发于足缘部。

3.角化型：由于真菌型脚气没治好，多种病菌复合感染成脚癣，致使皮肤粗厚而干燥，角化脱屑、瘙痒，易发生皲裂。本型无水疱及化脓，病程缓慢，多年不愈，好发于足跟。

4.糜烂型：由于随意用脚气药产生抗药性后，脚表皮会出现湿润、潮红的糜烂面，奇痒，易继发感染。

【特效穴位】

足三里穴　承山穴

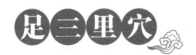

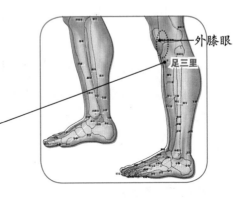

外膝眼

足三里

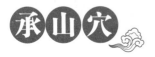

精准取穴

该穴位于外膝眼下3寸，距胫骨前嵴1横指，当胫骨前肌上。

【按摩步骤】

（1）正坐，屈膝90°；

（2）除大拇指外，其余四指并拢，放在外膝眼直下四横指处；

（3）用中指的指腹垂直用力按压，有酸痛、胀、麻的感觉，并因人的不同感觉向上或向下扩散；

（4）左右两穴位，每天早晚各按揉一次，每次按揉1～3分钟。

精准取穴

该穴位于小腿后面正中，委中穴与昆仑穴之间，当伸直小腿和足跟上提时腓肠肌肌腹下出现凹陷处即是。

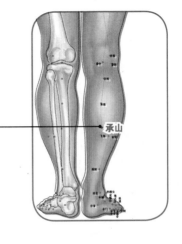

承山

【按摩步骤】

（1）正坐，将要被按摩的脚抬起，放在另外一条腿的膝盖上方；

（2）用对侧的手掌握住脚踝，大拇指的指腹沿着脚后跟正中（阿基里斯腱）直上；

（3）在小腿肚下，"人"字形的中点处就是该穴位；

（4）用四指轻轻握住小腿，用大拇指的指腹按揉穴位，左右两穴位，每次各按揉1～3分钟，或者两侧穴位同时按揉。

治 疗 良 方

（1）枯矾、黄柏、五倍子、乌贼骨，任选一种研末备用，洗净脚后撒于患处。适用于糜烂型脚气。

（2）苦参、白藓皮、马齿苋、车前草各30克，苍术、黄柏各15克，每日煎洗1～2次。对水疱型脚气或在有感染时应用效果良好。

（3）白凤仙花30克，皂角30克，花椒15克，任选一种，放入半斤醋内，浸泡一天后，于每晚临睡前以此泡脚20分钟。连续治疗7天，对角化型脚气有良效。

第**五**章

脸部美容

- 皮肤老化　　· 脸部浮肿
- 双下巴　　　· 黑眼圈

皮肤老化

皮肤老化为多因素所致，随着年龄的增长，皮肤问题日益彰显，健康因素、精神因素、营养因素以及不良的生活习惯、恶劣的环境、保养不当等均是导致皮肤老化的元凶。坚持穴位按摩可以帮助我们延缓衰老，但一定要注意手法，不当的按摩往往会适得其反，损害皮肤。

【特效穴位】

承泣穴　迎香穴　承浆穴

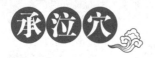

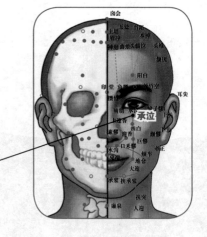

精准取穴

　　该穴位于人体的面部，瞳孔直下，眼球与眼眶下缘之间。

【按摩步骤】

　　（1）正坐、仰靠或仰卧，眼睛直视前方，食指和中指伸直并拢，中指贴在鼻侧；

（2）用食指的指尖按压下眼眶的边缘处，有酸痛感；

（3）双手的食指伸直，用食指的指腹按揉左右两穴位，每次各按揉1～3分钟。

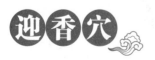

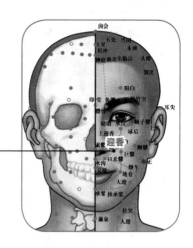

精准取穴

　　该穴位于人体的面部，在鼻翼旁开约1厘米处。

【按摩步骤】

（1）正坐或仰卧，双手轻握拳，食指伸直；

（2）用食指的指腹垂直按压穴位，有酸麻感；

（3）也可单手大拇指或食指弯曲，直接垂直按压穴位；

（4）左右两穴位，每天早晚各按压一次，每次按压1～3分钟。

第五章　脸部美容

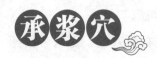

承浆穴

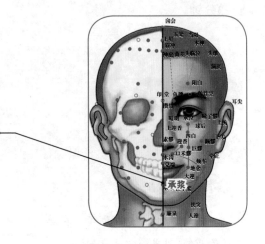

精准取穴

该穴位于人体的面部，当颏唇沟的正中凹陷处。

【按摩步骤】

（1）正坐或仰卧，双手轻握拳，食指伸直；

（2）用食指的指腹垂直按压穴位，有酸麻感；

（3）每天早晚各按压一次，每次按压1～3分钟。

按摩时应该从下到上，从内到外，先点后线，先线后面，手法轻柔，力度适中，以自己感到舒适为宜。

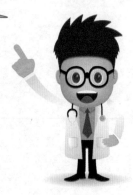

脸部浮肿

有的人明明不胖，但脸部看起来总是胖嘟嘟的，有的人即使睡前没有大量饮水，起床时依然伴着一脸浮肿，这些症状可能都是血液循环不畅所引起的浮肿。脸部浮肿经常发生在血液循环功能差的人身上，因为代谢差，所以来不及将体内多余的废水（包括组织液、淋巴液等）排出，水分滞留在微血管内，甚至回渗到皮肤中，产生了膨胀、浮肿现象。喜欢趴着睡觉的人，脸部血液淤积会使浮肿更易出现。这个时候，就可以通过对特效穴位的指压按摩来消肿，让脸型看起来比较清瘦、紧实，脸的弧度也会逐渐变顺变美！

【特效穴位】

颊车穴　　下关穴　　天突穴

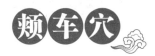

精准取穴

该穴位于人体的头部侧面下颌骨边角上，向鼻子斜方向约1厘米处的凹陷中。

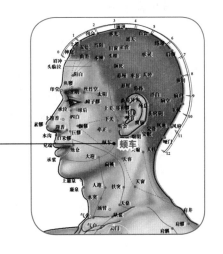

【按摩步骤】

（1）正坐或者仰卧，双手的大拇指和小指稍屈，中间三指伸直；

（2）用中间三指按压下巴颏部，主要用中指指腹压在咬肌隆起处，有酸胀感；

（3）左右两穴位同时按压，每次按压1～3分钟，也可以单侧按压。

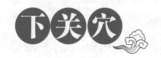

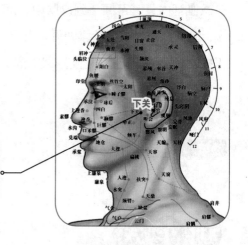

该穴位于人体的面部耳前方，当颧弓与下颌切迹所形成的凹陷中。

【按摩步骤】

（1）正坐、仰卧或仰靠，闭口，手掌轻轻握拳，食指和中指并拢，食指贴在耳垂旁边；

（2）以中指的指腹按压穴位所在之处，有酸痛感；

（3）用双手食指的指腹按压两侧穴位，每次1～3分钟。

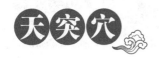

天突穴

该穴位于人体的颈部当前正中线上，两锁骨中间，胸骨上窝中央。

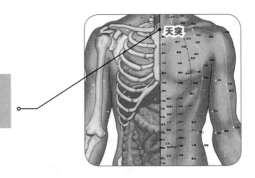

【按摩步骤】

（1）仰靠座位，手掌轻轻握拳，食指和中指并拢；

（2）以中指的指腹按压穴位所在之处，有酸痛感；

（3）用双手食指的指腹按压穴位，每次按压1～3分钟。

第五章 脸部美容 《《《

双下巴

双下巴在医学上称为下颌脂肪袋，是由于颈部脂肪堆积所引起的。多数人都希望自己拥有一个清秀的脸型，可是如果稍不注意，出现双下巴该怎么办呢？怎样才能赶走讨厌的双下巴？这是许多下颌部位比较肥胖的女士特别关注的问题。下面就教你如何消除双下巴，只要每天坚持按摩这几个特效穴位，再搭配相应的有效面膜，过不了多久就可以缓解甚至消除双下巴。

【特效穴位】

人迎穴　大迎穴

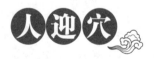

精准取穴

　　该穴位于人体的颈部，在胸锁乳突肌的前缘，颈总动脉搏动处。

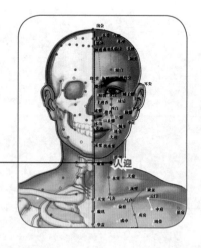

【按摩步骤】

　　（1）正坐或仰靠，大拇指和小指弯曲，中间三指伸直并拢，将无名指放在人迎穴位上；

（2）用食指的指腹按压穴位所在之处，有酸胀感；

（3）用大拇指的指腹上下轻轻按压穴位，每天早晚各按压一次，每次按压1～3分钟。

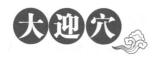

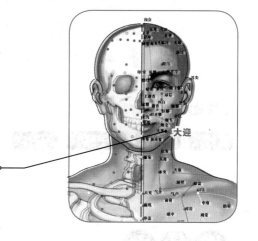

精准取穴

该穴位于下颌角前方，咬肌附着部前缘，面动脉搏动处。

【按摩步骤】

（1）正坐或仰卧、仰靠，大拇指和小指弯曲，中间三指伸直并拢；

（2）用食指的指腹按压穴位所在之处，有酸胀感；

（3）左右两穴位，每天早晚各按压一次，每次按压1～3分钟。

美容良方

（1）牛奶+蜂蜜+薄荷精油+柠檬汁=瘦下巴面膜。

（2）取一个新鲜鸡蛋的蛋清，一汤勺牛奶以及蜂蜜，再加上少量薄荷精油和柠檬汁，快速混合搅匀，然后将此乳状物涂敷在下颌及下巴底区域即可。

第五章 脸部美容

黑眼圈

黑眼圈是由于经常熬夜，情绪不稳定，眼部疲劳、衰老，导致静脉血管血流速度过于缓慢、血液循环不佳、眼部皮肤红细胞供氧不足、静脉血管中二氧化碳以及代谢废物积累过多，造成慢性缺氧、血液较暗并形成滞留以及眼部色素沉着。有效的穴位按摩有助于打通血脉。由于眼睛附近的皮肤比较娇嫩，所以一定要注意按摩的手法和力度。

【特效穴位】

攒竹穴　睛明穴　瞳子髎穴　四白穴

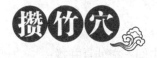

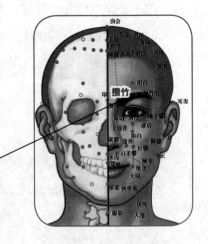

精准取穴

该穴位于人体的面部，当眉头陷中，眶上切迹处即是。

【按摩步骤】

（1）正坐，轻闭双眼，两手肘支撑在桌面上；

（2）双手的手指交叉，指尖向上，两个大拇指的指腹向上，由下往上向眉棱骨按压，轻按有痛、酸、胀的感觉；

（3）左右两穴位，每次各按压1～3分钟，也可以两侧穴位同时按压。注意：一般人取穴，是由面部直接按压在眉棱骨上，正确的方法应该是由下往上按压。

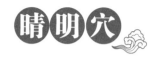

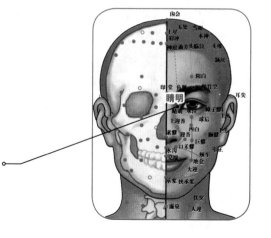

精准取穴

该穴位于人体的面部，距目内眦角上方0.1寸的凹陷处即是。

【按摩步骤】

（1）正坐，轻闭双眼；

（2）两只手的手肘撑在桌面上，双手的手指交叉，除大拇指外，其余八指的指尖朝上；

（3）大拇指的指甲尖轻轻掐按鼻梁旁边与内眼角的中点；在骨上轻轻前后刮揉，有酸、胀以及稍微刺痛的感觉；

（4）左右两穴位，每天分别刮揉一次，每次1～3分钟，也可以两侧穴位同时刮揉。

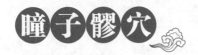

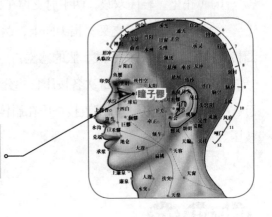

精准取穴

该穴位于人体的面部，眼睛外侧1厘米处。

【按摩步骤】

（1）正坐或者仰卧，两只手屈肘朝上，手肘弯曲并支撑在桌上，五指朝天，掌心向着自己；

（2）把两只手的大拇指放在头部旁侧，两手的大拇指相对用力，垂直按揉穴位，有酸、胀、痛的感觉；

（3）左右两穴位，每天早晚各按揉一次，每次按揉1～3分钟，或者两侧穴位同时按揉。

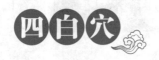

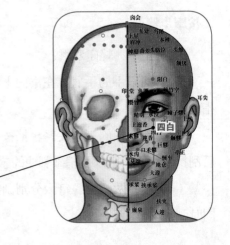

精准取穴

该穴位于人体的面部，双眼平视时，瞳孔正中央下约2厘米处。

【按摩步骤】

（1）正坐、仰靠或仰卧，先将两手的中指和食指并拢伸直，不要分开，然后中指指腹贴两侧鼻翼；

（2）用食指指尖垂直按压穴位所在之处，有酸痛感；

（3）以食指指腹按揉左右两穴位，每次按揉1～3分钟。

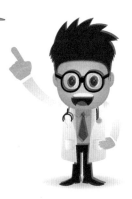

眼部皮肤过于娇嫩，按摩时手法宜轻柔，力度宜适中，以点按为主，在按摩的同时，配合眼霜，效果会更佳，每天一定要坚持5分钟左右。

第六章

塑身减肥

·手臂肥胖　　·小腹赘肉

·水肿型肥胖　·胸部塑形

手臂肥胖

手臂肥胖早已成为减肥大军的又一大公敌，"拜拜肉""蝴蝶袖"……一个个刺耳的名字不断回响在耳畔，真想早日摆脱它们！究其根源，手臂肥胖的原因有哪些呢？一般来说，手臂外侧肥胖的可能原因包括脂肪堆积、橘皮组织、肌肉肥大等；而手臂内侧肥胖的原因则可能是淋巴循环代谢造成的水分滞留所引起的肿胀。炎炎夏日，想要自由展现紧实而又有弹性的健康双臂吗？让简单、有效的穴位按摩来帮助你吧！

【特效穴位】

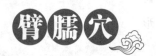

臂臑穴　肱中穴　尺泽穴

臂臑穴

精准取穴

该穴位于上臂三角肌的前端稍微内侧。

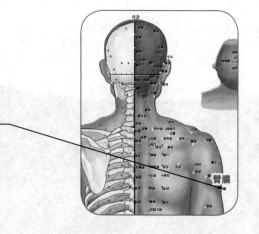

【按摩步骤】

（1）伸臂向前，弯曲约35°；

（2）用另一只手，手掌由下而上轻托肘部；

（3）弯曲大拇指，用指腹按压穴位，有酸痛感；

（4）分别按压两臂上的该穴位，左右两手交替进行，每次按压1～3分钟。

【叩痧步骤】

（1）用一只手抱在另一只手臂上；

（2）用叩痧拍由轻到重拍打此穴3～5分钟；

（3）若有红、黑、紫、硬皮等痧症出现，则应继续叩至痧完全出透（再叩此位置不再出痧，即为叩透）；

（4）待痧症完全消退后方可再次叩痧。

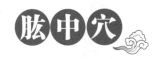

肱中穴

精准取穴

该穴位于上臂内侧的中段，在腋窝下与手肘中间点的骨头内侧。

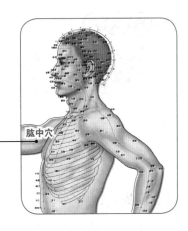

肱中穴

【按摩步骤】

（1）伸臂向前，仰掌，掌心朝上；

（2）用另一只手，手掌由下而上轻托肘部；

（3）弯曲大拇指，以指腹按压，有酸痛感；

（4）左右两穴位，每次各按压1～3分钟。

【叩痧步骤】

（1）伸臂向前，仰掌，掌心朝上；

（2）用叩痧拍轻轻叩击拍打此穴1～3分钟；

（3）若有红、黑、紫、硬皮等痧症出现，则应继续叩至痧完全出透（再叩此位置不再出痧，即为叩透）；

（4）待痧症完全消退后方可再次叩痧。

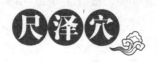

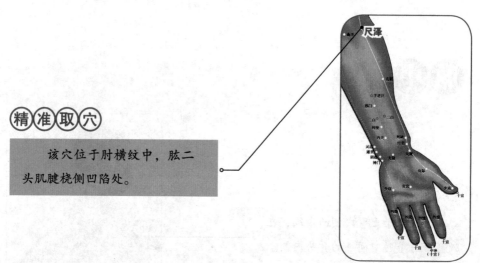

该穴位于肘横纹中，肱二头肌腱桡侧凹陷处。

【按摩步骤】

（1）伸臂向前，仰掌，掌心朝上；

（2）微微弯曲约35°；

（3）用另一只手，手掌由下而上轻托肘部；

（4）弯曲大拇指，以指腹按压穴位，有酸痛感；

（5）左右两穴位，每次各按压1～3分钟。

【叩痧步骤】

（1）伸臂向前，仰掌，掌心朝上；

（2）用叩痧拍由轻到重拍打此穴1～3分钟；

（3）若有红、黑、紫、硬皮等痧症出现，则应继续叩至痧完全出透（再叩此位置不再出痧，即为叩透）；

（4）待痧症完全消退后方可再次叩痧。

涂上瘦身霜或精油两手交替按摩各个穴位5～10次。再针对相应的穴位进行刺激，能加速脂肪消耗以及代谢速度，从而达到瘦手臂的目的。

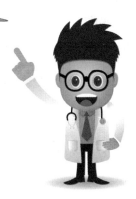

小腹赘肉

小蛮腰谁不想要？爱美是女人的天性，性感傲人的S形曲线也是大多数女人梦寐以求的。但是随着生活节奏的加快，腰间的赘肉也在不经意间堆积……

想露出小蛮腰却又害怕运动，那就试试穴位按摩吧，选准基本穴位实施按摩，会起到事半功倍的效果。

【特效穴位】

中脘穴　水分穴　气海穴　关元穴　地仓穴　天枢穴

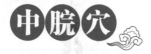

精准取穴

该穴位于胸骨下端和肚脐连接线中点或当脐中上4寸处。

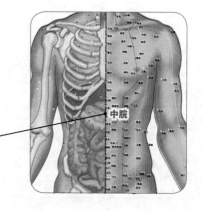

中脘

【按摩步骤】

（1）正坐或仰卧，双手放在小腹上，手掌心朝下，用左手中指的指腹按压穴位，右手中指的指腹按压在左手中指的指甲上；

（2）用两手中指同时用力按揉穴位，有酸胀感；

（3）每天早晚各按揉1～3分钟。

【叩痧步骤】

（1）正坐或仰卧；

（2）用叩痧拍轻轻叩击此穴1～3分钟；

（3）若有红、黑、紫、硬皮等痧症出现，则应继续叩至痧完全出透（再叩此位置不再出痧，即为叩透）；

（4）待痧症完全消退后方可再次叩痧。

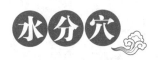

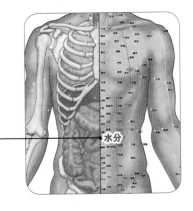

水分

精准取穴

该穴位于人体的中腹部，肚脐上一指宽处（即拇指的宽度）。

【按摩步骤】

（1）仰卧，双手放在小腹上，手掌心朝下，用左手中指的指腹按压穴位，右手中指的指腹按压在左手中指的指甲上；

（2）用两手中指同时用力按揉穴位，有酸胀感；

（3）左右两穴位，每天早晚各按揉1次，每次按揉1～3分钟。

【叩痧步骤】

（1）正坐或站立；

（2）用叩痧拍轻轻叩击此穴（不可叩肚脐）1～3分钟；

（3）若有痧症出现，待痧症完全消退后方可再次叩痧。

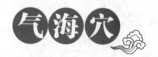

气海穴

精准取穴

该穴位于人体的下腹部，连接肚脐与耻骨上方成一直线，肚脐下两指宽处与该直线的交点处。

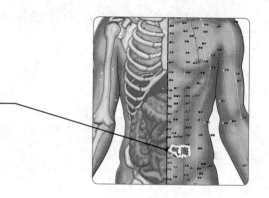

气海

【按摩步骤】

（1）仰卧，双手手掌心朝下，用一只手中指的指腹按压穴位，另一只手中指的指腹按压在下面中指的指甲上；

（2）用两手中指同时用力按揉穴位，有酸胀感；

（3）先左后右，每天早晚各按揉一次，每次按揉1～3分钟。

【叩痧步骤】

（1）正坐或站立；

（2）用叩痧拍由轻到重拍打此穴1～3分钟；

（3）若有红、黑、紫、硬皮等痧症出现，则应继续叩至痧完全出透（再叩此位置不再出痧，即为叩透）；

（4）待痧症完全消退后方可再次叩痧。

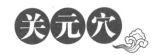

关元穴

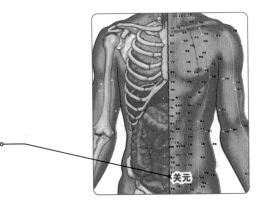

精准取穴

　　该穴位于人体的下腹部，前正中线上，当脐中下3寸（四指）处。

关元

【按摩步骤】

　　（1）正坐或仰卧，双手放在小腹上，手掌心朝下，用左手中指的指腹按压穴位，右手中指的指腹按压在左手中指的指甲上；

　　（2）用两手中指同时用力按揉穴位，有酸胀感；

　　（3）每天早晚左右手轮流按揉穴位，先左后右，每次按揉1～3分钟。

【叩痧步骤】

　　（1）正坐或站立；

　　（2）用叩痧拍由轻到重（能承受为宜）拍打此穴；

　　（3）若有红、黑、紫、硬皮等痧症出现，则应继续叩至痧完全出透（再叩此位置不再出痧，即为叩透）；

　　（4）待痧症完全消退后方可再次叩痧。

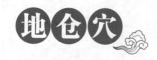

地仓穴

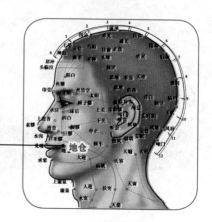

精准取穴

该穴位于人体的面部，口角外侧，上直对瞳孔处。

【按摩步骤】

（1）正坐或仰卧，轻轻闭口；

（2）举起两手，用食指指甲垂直下压口吻两旁的穴位，稍用力掐揉穴位，有酸痛、胀麻的感觉；

（3）左右两穴位，每天按揉两次，每次按揉1～3分钟。

此穴不适合叩痧。

天枢穴

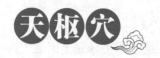

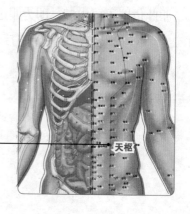

精准取穴

该穴位于腹中部，平脐中，距脐中2寸处。

【按摩步骤】

（1）仰卧或正坐；

（2）轻举双手，用左手按在左边穴位上，右手按在右边穴位上，手掌心向内，用食指、中指、无名指的指腹垂直下按并向外揉压，施力点在中指的指腹；

（3）左右两穴位，每天早晚各按揉一次，每次按揉1～3分钟。

【叩痧步骤】

（1）站立或仰卧；

（2）用叩痧拍轻轻拍打此穴1～3分钟；

（3）若有红、黑、紫、硬皮等痧症出现，则应继续叩至痧完全出透（再叩此位置不再出痧，即为叩透）；

（4）待痧症完全消退后方可再次叩痧。

水肿型肥胖

胖人，差不多都有一些水肿现象，而且中度肥胖者更是如此。这种水肿型肥胖，是肥胖本身引起的。

还有一些肥胖者水肿的程度比较重，皮肤紧绷，甚至发亮，这种肥胖多属于功能性原因引起的虚性水肿，也就是说这是一种疾病，换句话来说，这根本不是肥胖，而是水肿，是一种严重的病态。特发性水肿、营养缺乏性水肿、血管神经性水肿等都可以造成这种现象。

【特效穴位】

风池穴 三阴交穴 丰隆穴

风池穴

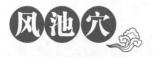

精准取穴

该穴位于后颈部，后头骨下，两条大筋外缘陷窝中，大概与耳垂齐平。

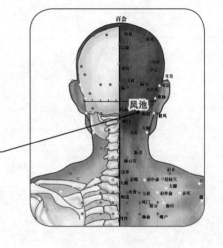

【按摩步骤】

（1）正坐，举臂抬肘，手肘大约与肩同高；

（2）屈肘向头，双手放在耳后，手掌心朝内，手指尖向上，四指轻轻扶住头（耳上）的两侧；

（3）用大拇指的指腹从下往上按揉穴位，有酸、胀、痛的感觉，重按时鼻腔还会有酸胀感；

（4）左右两穴位，每天早晚各按揉一次，每次按揉1～3分钟。

【叩痧步骤】

（1）正坐，低头；

（2）用叩痧拍匀力匀速拍打此穴2～3分钟；

（3）若有红、黑、紫、硬皮等痧症出现，则应继续叩至痧完全出透（再叩此位置不再出痧，即为叩透）；

（4）待痧症完全消退后方可再次叩痧。

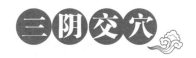

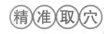

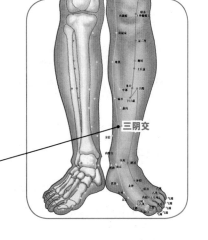

三阴交

小腿内侧，足内踝尖上3寸，胫骨内侧缘后方。

【按摩步骤】

（1）正坐，抬起一只脚，放置在另一条腿上；

（2）一只手的大拇指除外，其余四指轻轻握住内踝尖；

（3）大拇指弯曲，用指尖垂直按压胫骨后缘，会有强烈的酸痛感；

（4）每天早晚各按一次，每次揉按1～3分钟。

【叩痧步骤】

（1）正坐，垂足；

（2）用叩痧拍叩击此穴3～5分钟；

（3）若有红、黑、紫、硬皮等痧症出现，则应继续叩至痧完全出透（再叩此位置不再出痧，即为叩透）；

（4）待痧症完全消退后方可再次叩痧。

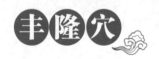

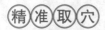

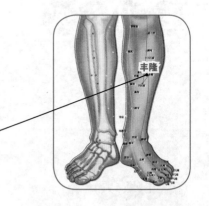

该穴位于外踝尖上8寸，条口穴外1寸，胫骨前嵴外2横指处。

【按摩步骤】

（1）正坐、屈膝、垂足；

（2）按取外膝眼到外踝尖连线中点；

（3）用食指、中指、无名指的指腹按压（中指用力）穴位，有酸痛感；

（4）每天早晚各按揉一次，每次1～3分钟。

【叩痧步骤】

（1）正坐或站立；

（2）用叩痧拍叩击拍打此穴3～5分钟；

（3）若有红、黑、紫、硬皮或大包状痧症出现可以热敷20分钟；

（4）待痧症完全消退后方可再次叩痧。

这些食物，可以让你边吃边消肿！
薏米（薏苡仁）：渗湿利水，健脾消肿。
冬瓜：止渴利尿，消水肿。
玉米：益中补脾，止渴消肿。

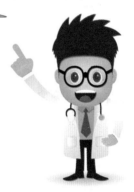

胸部塑形

从月经开始日算起，第11～13日和第18～24日都是丰胸的时机。第11～13日为丰胸的最佳时期，第18日之后的7天为次佳期。在这10天之中，影响胸部丰满度的激素分泌达到高峰，此时进行相应的运动、食补和按摩，可以激发胸部脂肪迅速增厚，令胸部丰满。

【特效穴位】

膻中穴　天溪穴　天池穴

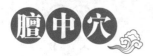

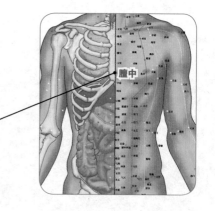

膻中

（精）（准）（取）（穴）

该穴位于人体的胸部，当前正中线上，平第四肋间，两乳头连线的中点。

【按摩步骤】

（1）正坐或仰卧，双手伸向胸前，手掌放松，大约呈瓢状，手掌心向下，中指的指尖放在双乳的中点位置；

（2）中指用力按揉穴位，有刺痛感；

（3）左右两手的中指轮流按揉穴位，先左后右，每次按揉1~3分钟。

此穴位不适合叩痧。

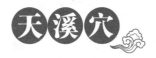

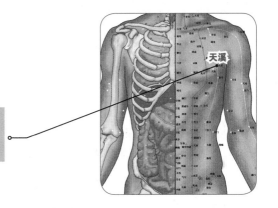

精准取穴

　　该穴位于人体的胸外侧部，当第四肋间隙，距前正中线6寸处。

【按摩步骤】

（1）正坐或仰卧；

（2）举起双手，掌心朝向自己，四指相对，用大拇指的指腹向下垂直按压穴位，有酸痛感；

（3）左右两穴位，每天早晚各按压一次，每次1~3分钟，或者两侧穴位同时按压。

【叩痧步骤】

（1）正坐，挺胸；

（2）用叩痧拍轻轻拍打此穴1~3分钟；

（3）若有痧出，待痧症完全消退后方可再次叩痧。

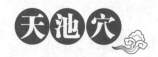

天池穴

精准取穴

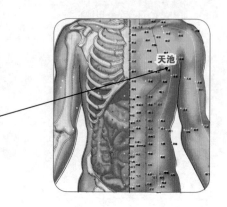

该穴位于腋下3寸，距乳中穴1寸处。

【按摩步骤】

（1）正坐或仰卧；

（2）举起双手，掌心朝向自己的胸前，四指相对，用大拇指的指腹向下垂直按压乳头外1寸的穴位处，有酸痛感；

（3）左右两穴位，每天早晚各按压一次，每次按压1～3分钟，或者两侧穴位同时按压。

【叩痧步骤】

（1）正坐，挺胸；

（2）用叩痧拍轻轻叩击此穴1～3分钟；

（3）若有红、黑、紫、硬皮等痧症出现，则应继续叩至痧完全出透（再叩此位置不再出痧，即为叩透）；

（4）待痧症完全消退后方可再次叩痧。